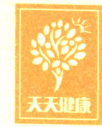

10分钟快速祛病

关节痛 颈肩痛 腰腿痛
手到痛自消

柏立群 ◎ 主编

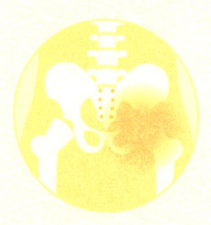

山西出版传媒集团
山西科学技术出版社

图书在版编目(CIP)数据

关节痛、颈肩痛、腰腿痛手到痛自消/柏立群主编.—太原：山西科学技术出版社，2014.7（2024.10重印）

（天天健康·10分钟快速祛病）

ISBN 978-7-5377-4860-5

Ⅰ.①关… Ⅱ.①柏… Ⅲ.①按摩疗法（中医）Ⅳ.①R244.1

中国版本图书馆CIP数据核字（2014）第124249号

10分钟快速祛病
关节痛、颈肩痛、腰腿痛手到痛自消
GUANJIE TONG JING JIAN TONG YAO TUI TONG SHOU DAO TONG ZI XIAO

主　　编	柏立群		
出版策划	阎文凯	责任编辑	郝志岗
文图编辑	徐雅雯	美术编辑	吴金周
出　　版	山西出版传媒集团·山西科学技术出版社		
	（太原市建设南路21号　邮编：030012）		
发　　行	山西出版传媒集团·山西科学技术出版社		
	（电话：0351-4922121）		
印　　刷	天津市光明印务有限公司		
开　　本	787毫米×1092毫米　1/32　印张：8		
字　　数	150千字		
版　　次	2014年7月第1版		
印　　次	2024年10月第4次印刷		
书　　号	ISBN 978-7-5377-4860-5		
定　　价	39.00元		

如发现印、装质量问题，影响阅读，请与发行部联系调换。

前言

颈肩腰腿的作用千万忽视不得。它们联结着全身的器官，承担了身体的重量，并关系着最基本的日常生活、出行与健康。颈肩腰腿都是人体非常关键的部位，但同时也是最容易受到损伤的部位。稍不注意，你就可能走进颈肩腰腿痛的行列。

相信大家对颈肩腰腿痛并不陌生。它距离我们并不远。尤其近年来，它的发病群体逐渐年轻化，已不再局限于中老年人。据相关统计数据显示，约80%的人都感受过因姿态不良导致的腰背疼痛；久坐办公室的人中60%受到腰椎间盘突出症的困扰；而13%的腰椎疾病患者的疼痛非常剧烈。在我们的周边，也有不少朋友因行走时不专心，脚踝意外扭伤；或者长期在湿冷环境下作业，腰部疼痛也在所难免。诸如此类由身体的长期受累、受潮、受寒或者不良的生活习惯等导致的综合性病症，严重影响了人们的日常生活。

那么，大家应如何赶走这些痛症的困扰，并进行有效的日常防护呢？我们推荐中医按摩疗法。选准身体特效穴位，结合足底反射区，同时辅以正确的按摩手法，即可有效去除痛症。颈肩腰腿疾病多是由气血不通引起的。通过按、揉、摩等方法刺激相关穴位，可以调节血液循环，排出积存的毒素，消除肌肉酸痛，让气血在体内畅行，打通颈肩腰腿部的淤积。

记住，在按摩之前，应该对自身颈肩腰腿的健康状态进行检测。接下来可开始正规的按摩疗法。

首先，疾病贵在预防。采取正确的方法预防颈肩腰腿痛，这比什么都重要。本书从基本知识入手，帮你正确认识身体的这些部位，选择适当的特效穴位和足底反射区进行按摩，每天只需10分钟，揉一揉，由外而内，由表及里，修复受损部位，即可强健腰膝，让你颈好、腰好、腿脚好。

其次，治病重在对症。譬如治疗肩周炎选择肩井穴、肩贞穴、极泉穴、曲池穴等；踝关节扭伤选择昆仑穴、解溪穴、照海穴、丘墟穴等；风湿性关节炎选择秩边穴、膝眼穴、阳陵泉穴、梁丘穴等。按摩这些穴位可以直接刺激相关关节产生更多的润滑液，滋润骨骼，减少关节间的摩擦，减轻疾病带来的疼痛。每天按摩10分钟，就可以远离疼痛的困扰。

此外，书中还配有清晰的手绘穴位，以及按摩位置、手法演示，你只需按图操作，长此以往，定能赶走病痛，拥有健康的身体！

第一章
身体局部按摩知识
1

颈肩腰腿健康状况自测 /2

- 颈椎、腰椎间盘突出症自检自查 /2
- 自测你的脊柱是否健康 /3
- 自测你的肌肉是否健康 /4

颈肩腰腿痛按摩手法及注意事项 /5

- 按摩对颈肩腰腿痛的意义 /5
- 常用的按摩手法 /7
- 按摩注意事项 /13
- 按摩的禁忌证 /14

第二章
颈肩腰腿按摩常识——每天10分钟，强化筋骨保健康
15

颈部保健按摩 /16

- 认识我们的颈 /16
- 循行颈部的经脉 /16
- 家庭理疗常识 /19

肩部保健按摩 /26

- 认识我们的肩 /26

- 循行肩部的经脉 / 27
- 家庭理疗常识 / 28

腰部保健按摩 / 34

- 认识我们的腰 / 34
- 循行腰部的经脉 / 34
- 家庭理疗常识 / 35

腿部保健按摩 / 42

- 认识我们的腿 / 42
- 循行腿部的经脉 / 42
- 家庭理疗常识 / 44

第三章
选准要穴集中祛病——只需10分钟，消除颈肩腰腿痛
49

颈部常见病对症按摩 / 50

- 颈椎病 / 50
- 小儿肌性斜颈 / 56
- 肌性颈项强直 / 63
- 落枕 / 66
- 项背部劳损 / 70

肩部常见病对症按摩 / 74

- 肩周炎 / 74

- 肩部肌肉劳损 / 80
- 肩部急性扭伤 / 83
- 习惯性肩关节脱位 / 86
- 空调肩 / 91

腰背部常见病对症按摩 / 96

- 背肌筋膜炎 / 96
- 腰背痛 / 103
- 腰肌劳损 / 109
- 急性腰扭伤 / 116
- 腰椎间盘突出 / 122
- 腰椎管狭窄症 / 128
- 慢性下腰痛 / 134
- 产后腰骶痛 / 139
- 风湿性腰痛 / 143
- 坐骨神经痛 / 148
- 髋关节滑膜炎 / 153

腿部常见病对症按摩 / 157

- 髌骨软化症 / 157
- 股骨头坏死 / 162
- 膝关节骨性关节炎 / 167
- 膝关节痛 / 172
- 膝关节半月板损伤 / 178
- 梨状肌综合征 / 184

- 踝关节扭伤／190
- 足跟痛／198

其他关节常见病对症按摩 ／202

- 网球肘／202
- 腕关节损伤／208
- 腕管综合征／214
- 增生性骨关节炎／220
- 风湿性关节炎／229
- 类风湿关节炎／235
- 痛风性关节炎／241

身体局部按摩知识

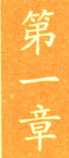
第一章

颈肩腰腿健康状况自测

颈椎、腰椎间盘突出症自检自查

☐ 1.头、颈、肩是否有发沉、疼痛等异常感觉并有压痛感？

☐ 2.颈项部是否常常疼痛，并向肩部和上肢放射？

☐ 3.颈项部是否有僵硬感、活动受限，颈部活动有弹响声？

☐ 4.是否经常有手麻、触电样感觉？

☐ 5.是否经常感觉头晕、头痛、视物旋转？

☐ 6.是否经常耳鸣？

☐ 7.是否经常感觉起床、转头或转身时头晕、恶心？

☐ 8.是否感觉心跳过速、心前区疼痛？

☐ 9.仰卧位于床上，将下肢抬高到90°角，腰、臀部疼痛而使活动受到限制？

☐ 10.腰部疼痛是否会沿臀部向大腿后侧、小腿和足部放射？

☐ 11.腿部偶有麻木感？

☐ 12.俯卧位，自行或旁人用手摁压后腰部、腰椎正中及两侧，是否有明显的压痛？

☐ 13.仰卧位，然后坐起，观察自己下肢是否因疼痛而使膝关节屈曲？

☐ 14.是否经常感觉下肢无力、步态笨拙、颤抖？

☐ 15.是否经常感觉恶心、呕吐、多汗、无汗、心动过缓或过速、呼吸节律不匀？

☐ 16.是否有过上肢肌力突然减退，持物落地的情况？

☐ 17.是否有排尿、排便障碍、胃肠功能紊乱？

以上问题如有三项以上答案为"是"，就应怀疑有颈椎、腰椎间盘突出症的可能。应及早预防，及早治疗！

自测你的脊柱是否健康

不健康的脊椎有很多种表现。虽然医生需要凭借老练的分析技术及经验才能发现脊椎半脱位，但你仍可通过以下一些简单的检查对照，判断你的脊椎是否健康。

☐ 1.如果你的鞋后跟常被磨得高低不平，通常是由于双腿长度的不相等或沿着脊柱长轴压力的不均衡造成的。

☐ 2.你不能完成十分舒适的深长呼吸，呼吸与脊骨的健康和活力紧密联系。

☐ 3.咀嚼时你的下颌经常发出"咔嗒"的声音，多是由于颈部或者髋部关节半脱位引起的。

☐ 4.你的颈部、背部或更多的关节发出爆裂的声音，通常是由于你的脊椎关节被锁住或卡住。

☐ 5.你的头或髋部不能轻松地向两侧扭动或者旋转相同的角度，运动的范围减少。

☐ 6.你经常感到疲劳，因为不平衡的脊柱耗尽你的能量。

☐ 7.你的精神不能很好集中，因为关节半脱位或颈椎不适会影响大脑健康。

☐ 8.你对疾病的抵抗力较弱，因为关节半脱位会影响你的神经内分泌系统，神经内分泌系统在防止传染和抵抗疾病等方面扮演重要的角色。

☐ 9.你行走的时候脚尖向外展开。（只要你不是有意改变的话，这试验很容易）在你走路的时候，注意看你的脚，它们二者都指向前方吗？或者有一侧脚向内或向外展开？或者双侧？脚外展也是头颈部或颅骨基底部压力不均衡的信号。

自测你的肌肉是否健康

你想知道你的肌肉状况吗？下面就教大家自测肌肉弹力程度的方法，看看你的肌肉是否有僵硬萎缩的情况吧！

☐ 1.俯卧，双手叉握抱头。抬起头和上体，脚不离地。如果无法做到，请人按住双脚再试试。

☐ 2.仰卧，屈膝，脚掌着地，双脚略分开，双手叉握抱头，下颏抵胸部。做仰卧起坐。

☐ 3.站立，双脚分开同肩宽，双手自然垂于腿侧。慢慢屈膝半蹲，膝盖分得越宽越好。

☐ 4.俯卧，做俯卧撑。做动作时，不要塌腰翘臀。

☐ 5.在单杠上做引体向上，要拉到下颏高于单杠。

如果按要求能轻松完成上述所有动作，说明你的肌肉状况很好。如果完成这些动作比较费力，那就要特别注意肌肉"生锈"的部分。若无法完成这些动作，则应加强体育锻炼，使肌肉恢复健康。否则，不用多久，你就有可能要去看医生了。

颈肩腰腿痛按摩手法及注意事项

按摩对颈肩腰腿痛的意义

纠正运动器官解剖位置异常

对于运动损伤所造成的骨骼、关节解剖位置结构的改变（如常见的骨折、脱位以及关节交锁等），通过正骨按摩的手法可使其恢复到原来的解剖位置和固有的功能状态。这也就是中医所讲的"正骨复位，矫正畸形"。如桡骨小头半脱位、肩关节脱位、椎骨小关节紊乱及肌腱滑脱等，凡骨骼、关节、肌肉等有关解剖位置异常病症，均可通过在患者体表特定部位按摩加以纠正。

解痉镇痛

人体运动系统各种器官组织均有感觉神经分布，当这些组织遭受损伤时，必然引起周围肌肉反射性痉挛，引发疼痛。在压痛点处施以强刺激手法能解痉镇痛，按摩还可以使细胞膜的稳定性增强，改变钾离子浓度，使疼痛症状缓解或消失。

另外，按摩能促进血液、淋巴液的循环，改善组织缺血缺氧状态，加速损伤组织水肿液及代谢产物的吸收，消除代谢产物对末梢神经的不良刺激以达镇痛作用，有利于肿胀、挛缩的消除。

改善肌肉的工作状态

按摩对肌肉的作用包括改善肌肉的物理性能和生理功能，改善肌肉的工作状态，改善血管、淋巴管、神经的外周环境，解除血管痉挛，促进血液循环，增加肌肉含糖量，改善肌组织的营养状况，增强肌肉的功能，消除肌肉僵硬、酸痛及萎缩，如对腰椎间盘突出症、陈旧性关节脱位等所引起的肌肉萎缩按摩就有良好作用。

松解组织粘连，疏通狭窄

粘连和腱鞘狭窄是造成长期疼痛及关节活动功能障碍的主要原因。通过适宜的按摩手法，可以使粘连挛缩的软组织松解，韧带的弹性增强，局部组织肿胀消散等，这正与中医中的"理筋复位、松解粘连、疏通狭窄、滑利关节"相通，使其活动功能恢复正常。如关节痛，伸腕肌、屈腕肌粘连，鞘内渗液等炎性改变等，用按摩治疗均可取得较好的效果。

促进血液循环及改善血液成分

按摩能使肌肉产生被动性收缩与舒张，并可放松肌肉紧张度，保证血管舒张，增加局部血流量。按摩还能使血液成分发生明显变化。例如红细胞、血小板及白细胞总数增加；白细胞分类中淋巴细胞比例增高；血清中补体效价及白细胞对细菌吞噬能力明显增高。这些变化能够提高机体的免疫能力，利于病变组织的修复，同时还能消除局部炎症。

常用的按摩手法

按法

按法可分为指按、掌按、肘按、踩压四种操作方法。

※ 指按法

用拇指指腹在穴位或局部做垂直向下的按压，片刻即可。常与揉法结合使用，组成按揉法。全身各部位均可应用，尤以穴位处最为常用。

※ 掌按法

手指合并，利用掌根或手掌或小鱼际着力于体表治疗部位进行按压，也可以双手交叉重叠对定点穴位进行按压。适合腰背部、骶部、下肢。

▼ 指按法

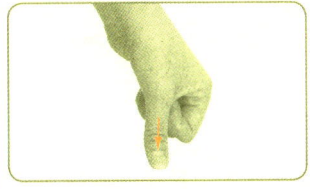

▼ 掌按法

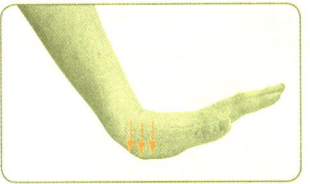

※ 肘按法

肘关节弯曲，利用肘端针对定点穴位施力按压。适合肥胖者及肌肉丰厚的部位，如腰背部、臀部、大腿的酸痛部位。

※ 踩压法

用足踩压的一种按法，用于腰部、臀部、大腿等部位。

▼ 肘按法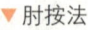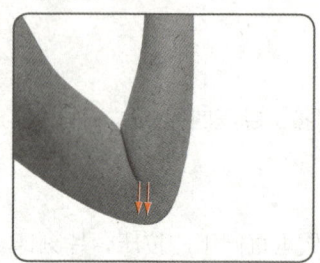

▼ 踩压法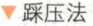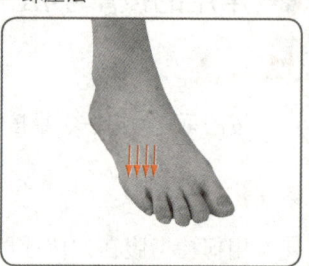

揉法

用掌根、掌面或大鱼际吸定于穴位上，做轻柔缓和的回旋揉动。揉法分为掌根揉法和大鱼际揉法。

※ 掌根揉法

手指合并，利用掌根或双手交叉重叠的方式，针对痛点或穴位进行片刻、由轻而重的回旋揉动。适合面积较大且平坦的酸痛部位，如腰背部、四肢等。

※ 大鱼际揉法

用大鱼际揉动体表的方法。

▼ 掌根揉法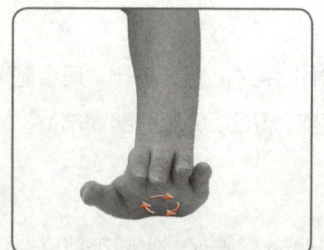

▼ 大鱼际揉法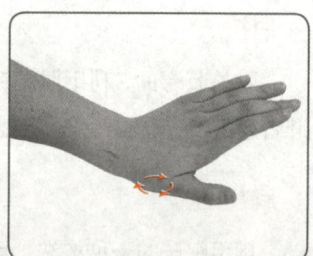

▼ 五指捏拿法

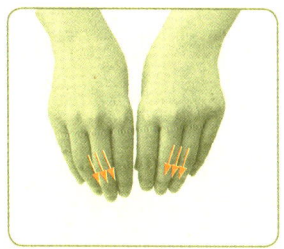

🌿 捏拿法

用拇指和食指、中指或拇指和其余四指对合成钳形，施以夹力，捏拿提起治疗部位。动作要连贯。常用在颈部、肩部及四肢等部位。

🌿 推法

※ 指推法

以拇指指腹或侧面，在穴位或局部做直线缓慢推进。适合肩背部、腰臀部、四肢。如肩膀酸痛，四肢局部酸痛。

※ 掌推法

利用掌根或手指着力于体表治疗部位，缓慢推动。也可利用双手交叉重叠的方式推进。适合面积较大的酸痛部位，如肩背、腰臀、下肢部位。

※ 肘推法

肘关节弯曲，利用肘端缓慢施力推进。适用于较肥胖者及肌肉丰厚的部位，如臀部和大腿。

▼ 指推法　　　　　▼ 掌推法　　　　　▼ 肘推法

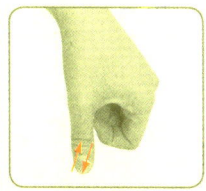 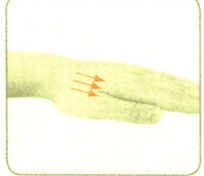 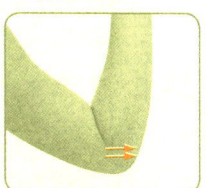

擦法

用掌根，或大小鱼际，或四指并拢，着力于一定部位，沿直线做上下或来回擦动。擦法可分为掌擦、大鱼际擦和侧擦三种。

※ 掌擦法

手掌伸直，用掌面紧贴于皮肤，做上下或左右方向连续不断的直线往返摩擦。适用于肩背面积较大而又较为平坦的部位。

※ 大鱼际擦法

掌指并拢微屈，用大鱼际及掌根部紧贴皮肤，做直线往返摩擦。本法接触面积较小，适用于四肢。

※ 侧擦法

手掌伸直，用小鱼际紧贴皮肤，做直线来回摩擦。适用于肩背部、腰骶部及下肢。

▼ 掌擦法
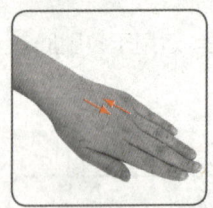

▼ 大鱼际擦法
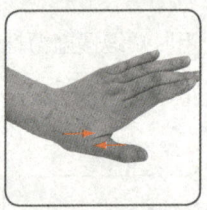

▼ 侧擦法
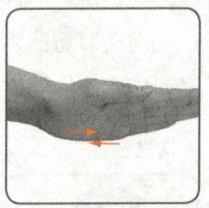

击打法

用掌根，或大小鱼际，或拳叩击体表，往往两手同时叩击，可分为侧击法和拳击法两种。

※ 侧击法

五指伸直、双手相合,同时击打施治部位。这种方法可通过振动缓解肌肉痉挛、消除肌肉疲劳。

※ 拳击法

以拳面、拳背、拳底有节奏地击打特定部位。适合背部、腰骶部及下肢。

▼ 侧击法

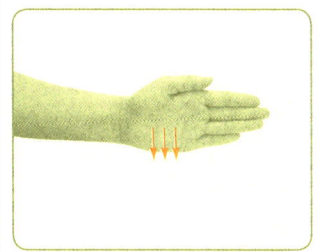

▼ 拳击法

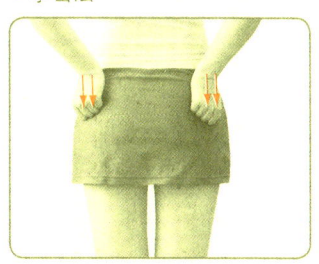

点法

用指端或器具尖端,固定于体表某个部位或穴位上点压的方法,适用于四肢和腰背部、臀部穴位,分为拇指点法、屈指点法和三指并点法。

※ 拇指点法

用拇指端点按在穴位上,拇指指端着力,点按时拇指与施术部位成80°角。

※ 屈指点法

用掌指关节背侧面突起处点穴的方法。

※ 三指并点法

用三指点体表某部位的方法，即食、中、无名指指端并拢，用指端点压于经络上，定而不移。

▼拇指点法

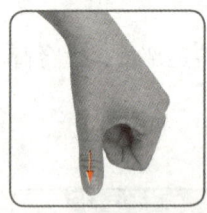

▼屈指点法

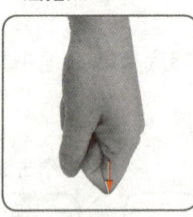

▼三指并点法

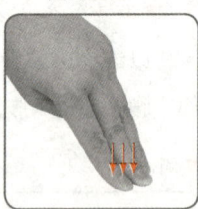

拍法

▼拍法

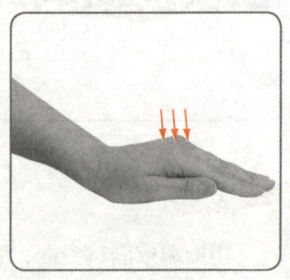

五指并拢且微屈，以前臂带动腕关节自由屈伸，指先落，腕后落；腕先抬，指后抬，虚掌拍打体表。适用于全身各个部位，尤其是颈肩部、背部、腰骶部以及大腿部。

揪法

▼揪法

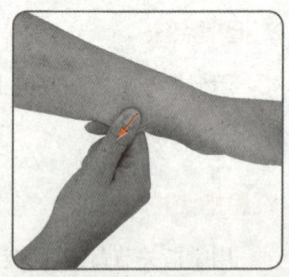

用拇指与食指指腹对合呈钳状，夹摄住皮肉、肌筋，捏而提起，随即使肌筋滑脱离去，并使之"咯咯"作响。快速提捏，快速滑脱。主要用于项后、颈前、背部。

按摩注意事项

按摩前的准备工作

按摩要注意保暖。温度控制在25℃以上,可以很好地激发经络、穴位,按摩的效果会更好。

按摩时要排空大小便,穿舒适的衣服,修剪指甲,不戴戒指、手表、手链等硬的饰物。

按摩在任何环境下都可进行,但一个幽雅、整洁、安静、舒适的环境必然有利于心理及生理上的放松。屋内的空气要流通,让卧室空气新鲜,但要避免过堂风。

按摩到敏感部位的穴位时不要拘谨、嬉笑或者出现性冲动,要保持平和的心态,享受按摩的感觉。

按摩应注意的力道

※ **力道的轻重**

力道由轻到重,以点带面使功力充分渗透体内。

※ **力道的方向**

一般指向病变所在,开始垂直用力,克服皮肤的阻碍,使功力进入深部后再转向病所。

※ **力道的作用部位**

一般为病变引起的局部异常处、重要的穴道。

※ **力道的大小**

按摩用力要恰当,过小起不到应有的刺激作用,过大易产生疲劳,且易损伤皮肤。

按摩的禁忌证

不适宜按摩的病症及人群

按摩疗法虽然适用范围很广,但不是任何条件、任何人都适用的,下列几种情况,不宜进行按摩:过于紧张、饥饿或过饱;高热及各种传染病患病期;患严重心脏病和高血压病;外科急症;患恶性肿瘤、结核;严重醉酒、精神病患者;出血性疾病、女性月经期;内伤或关节脱位没有得到复位者;皮肤感染、破溃、留瘢痕者;女性怀孕期间有些穴位不宜按摩,如腰骶部和腹部穴位,还有肩井、合谷、三阴交、昆仑、至阴等一些活血通经的穴位。

不适宜按摩的痛症

按摩虽然对多种痛症有益,但有一些情况不能采用此法,否则会适得其反,产生不利影响:肿瘤所致的疼痛不宜按摩,否则会加速肿瘤的扩散和转移;结核病,如四肢关节结核、脊椎结核所致的疼痛不宜进行按摩,这是因为结核杆菌通过血液扩散,会导致骨骼如房子被白蚁啃空一样,按摩的时候稍一用力,骨头就会折断;开放性皮肤损伤所致的疼痛,即皮肤上有伤口,如烫伤、化脓、溃疡,局部破损的部位都不能接受按摩;严重胃溃疡、消化道出血所致的腰背痛不宜进行按摩,否则可加重创口出血;严重肾病所致的腰部放射性疼痛,不宜进行按摩;某些慢性炎症,如骨髓炎不宜进行按摩;急性炎症、脓肿所致的疼痛不宜进行按摩。

颈肩腰腿按摩常识
——每天10分钟，强化筋骨保健康

第二章

颈部保健按摩

认识我们的颈

颈，是人体的重要部位。颈部的作用就是把头部和躯干部联系起来。由于颈部的联系作用，脑发出的各种指令得以传输到躯干和四肢，身体感受到的各种刺激以神经冲动的方式也可以传送到脑。在颈部，神经活动的传输通道是脊髓。

颈椎位于头部、胸部之间，又是脊柱椎骨中体积最小但灵活性最大、活动频率最高、负重较大的节段，由于致病因素作用容易造成损伤。人体颈部的肌肉是颈部一切运动功能的动力，颈肌在神经系统的支配下牵动颈椎关节支持人们日常的各种运动。在运动中，颈肌常会造成劳损或损伤。

人体的颈部肌肉在外部包围着颈椎，是颈椎的保护伞。要受伤先得颈肌受伤，要受外邪的侵袭也是颈肌先受过。人的颈部肌肉和颈椎之间的关系，好比是钢筋和混凝土的关系。颈椎好比钢筋，颈肌好比混凝土。钢筋再硬没有混凝土，也不能负担沉重的压力。因此，人的颈部肌肉，起着重要的支撑头部的作用。

循行颈部的经脉

颈项部与经络系统中的十二经脉、奇经八脉、十五络脉、十二经别和十二经筋有着密切的关系。中医认为，人体五官九窍、四肢百骸、五脏六腑、五体等均与经络相关，经络系统把人体各个部分有机地联系在一起，完成相互协调的各种功能活动。而颈椎位于颈项部，是经脉从四肢躯干走向头面，或从头面走向四肢躯干的必经之路，因而与经络关系密切。尤其是下面这些经脉，经常按摩能疏通颈部的经气，促进颈部气血的运行，疏散风寒于体表，缓解颈部疼痛。

颈项部与十二经脉的关系

※ 直接经过颈项部的经脉

手阳明大肠经：起于大指次指之端……上出于柱骨之会上（经脉行于项部至第七颈椎），下入缺盆（锁骨上窝），络肺，下膈，属大肠。其支者：从缺盆上颈，贯颊。

手少阳三焦经：起于小指次指之端……其支者，从膻中，上出缺盆（锁骨上窝），上项。

手太阳小肠经：起于小指之端……从缺盆（锁骨上窝）循颈，上颊。

足阳明胃经：起于鼻……从大迎前，下人迎，循喉咙，入缺盆（锁骨上窝）。

足少阳胆经：起于目锐眦……循颈，行于手少阳之前，至肩上……下加颊车，下颈，合缺盆（锁骨上窝）。

足太阳膀胱经：起于目内眦……其直者：从巅入络脑，还出别下项。

手太阴肺经：起于中焦……从肺系（气管与喉咙一段，即位于颈部），横出腋下。

手少阴心经：起于心中……其支者：从心系，上夹咽，系目系。

足太阴脾经：起于大趾之端……上膈，夹咽。

足厥阴肝经：起于大趾丛毛之际……循喉咙之后，上入颃颡。

足少阴肾经：起于小趾之下……循喉咙，夹舌本。

※ 间接与颈项部有联系的经脉

手厥阴心包经：虽不直接循行到颈项部，但通过联系的脏腑（心包经属心包络三焦）与表经——三焦经相联系，后者又分布于颈项部，即本经与颈项部是间接联系的。

颈项部与奇经八脉的关系

※ 奇经八脉中直接经过颈项部的经脉

督脉：起于肾下胞中，后入脊里，上行项后，入脑内。

任脉：起于小腹之中……经脐到咽喉。

冲脉：起于肾下胞中，后行脊里并督脉，前行并足少阴足阳明而行，达咽部。

阴维脉：起于小腿内侧……合于任脉而上行。

阳维脉：起于小腿外侧，上行项后，合于督脉。

阴跷脉：起于内踝……上经人迎（人迎位于颈部）。

阳跷脉：起于足跟外侧……过颈。

※ 间接经过颈项部的经脉

带脉：此脉行于腰腹部，不直接到达颈项部，似在躯下部位，通过与躯干部十二经中各条纵行经脉的联系，从而间接与颈项部发生联系。

家庭理疗常识

特效穴位按摩

※ 按揉大椎穴

位置：颈部，第七颈椎下缘，鼓起最明显骨头的下缘。

按摩方法：被按摩者取坐位，低头，按摩者站于其身后，用大拇指顺时针方向按揉大椎穴约2分钟，然后逆时针按揉约2分钟，以局部感到酸胀为佳。

功效主治：经常按摩此穴可疏风散寒、活血通络。能够改善脖子痛、落枕、颈椎病等。

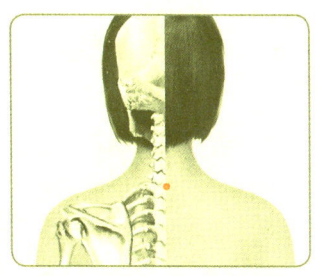 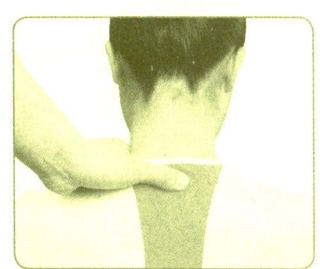

※ 按揉天柱穴

位置：位于后头骨正下方凹处，也就是颈项发际下，大筋外侧凹陷处，也就是在后发际正中旁开约2厘米，左右各一个。

按摩方法：按摩者用两手拇指和食指按在被按摩者左右天柱穴上，同时顺时针方向按揉约2分钟，然后逆时针方向按揉约2分钟，以局部感到酸胀为佳。

功效主治：该穴道是改善颈部、脊椎类疾病的首选穴之一，具有祛风止痛，活血化瘀的作用。经常按摩能够改善颈椎酸痛、落枕以及肩膀肌肉僵硬、酸痛，治疗疼痛、麻痹等后遗症。

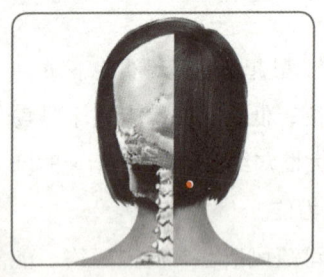 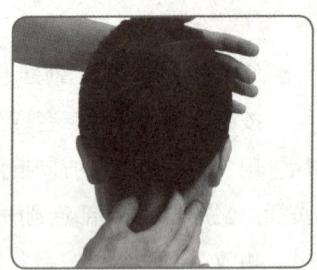

※ 按揉风池穴

位置：位于颈后两侧枕骨下方，发际的两边大筋外侧凹陷处。

按摩方法：被按摩者取坐位，按摩者在被按摩者头后，一手扶住被按摩者前额，另一手用拇指和食指分别置于被按摩者的风池穴处，揉捏半分钟左右，以局部有酸胀感为佳。

功效主治：经常按摩此穴可疏风散寒，开窍镇痛，能够改善头胀痛、颈项强痛不适、颈椎活动受限、颈椎怕风怕冷等症。

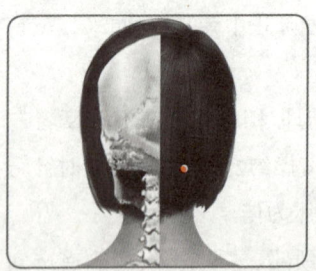 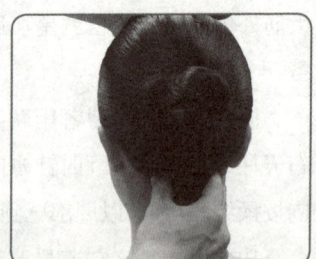

※ 点按天鼎穴

位置：在侧颈部的喉结约一指宽的下方。

按摩方法：被按摩者取仰卧位或坐位，按摩者双手中指或拇指点按两侧天鼎穴1分钟，以不感到难受为宜。

功效主治：经常按摩此穴可疏通经络，理气散结。能够改善咽喉部肿块、颈部强直、颈部肌肉酸痛等。

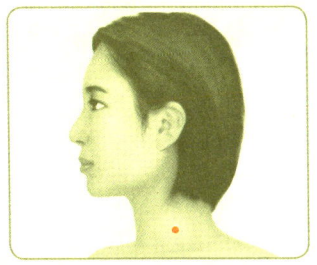
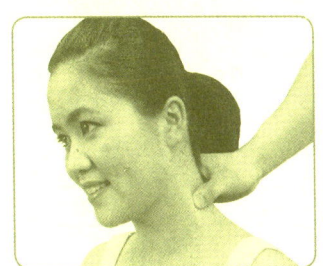

※ 按揉扶突穴

位置：在胸锁乳突肌的前、后缘之间。

按摩方法：被按摩者取仰卧位或坐位，按摩者用食指和中指点按其两侧扶突穴约1分钟，以不感到难受为宜。

功效主治：经常按摩此穴可通经活络，理气消肿。能够改善颈部僵直、肿痛、左右活动受限等。

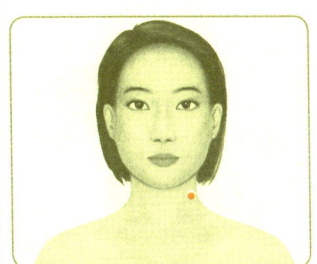
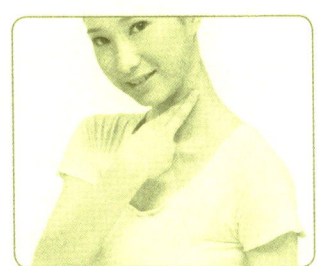

足底反射区按摩

步骤01：食指扣拳法顶压颈部淋巴结反射区50次。

步骤02：拇指指腹推压法推按颈椎反射区30次。

步骤03：食指扣拳法顶压颈项反射区50次。

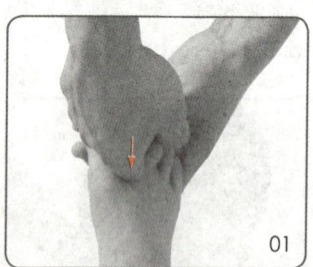

01

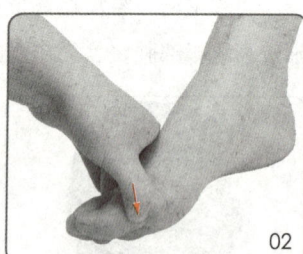

02

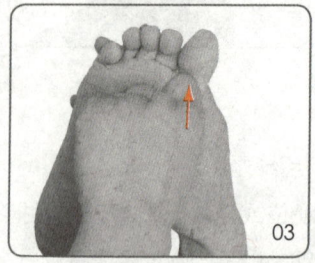

03

步骤04：食指扣拳法依次顶压肾（图04-1）、膀胱（图04-2）反射区各50次，按摩力度以局部胀痛为宜。

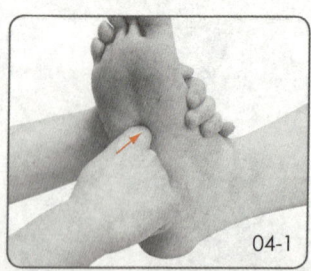

04-1

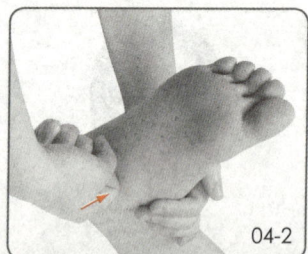

04-2

步骤05：食指扣拳法顶压肩（图05-1）、斜方肌（图05-2）、甲状旁腺（图05-3）、肾上腺（图05-4）反射区各50次。

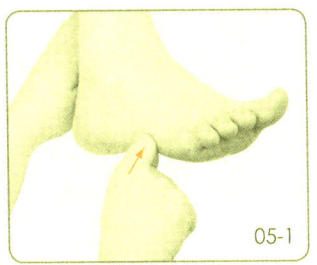

05-1

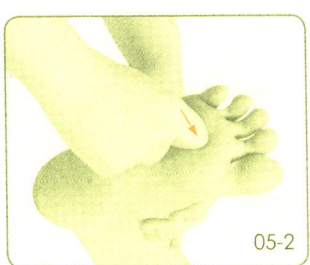

05-2

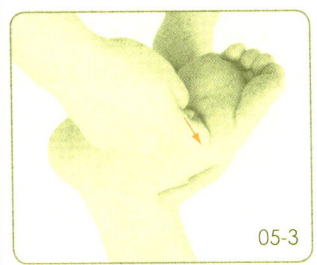

05-3

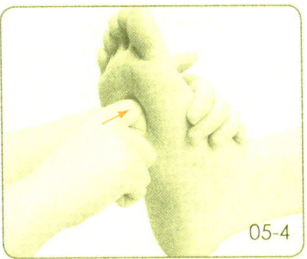

05-4

颈部保健其他按摩方法

※ 推揉颈肌

两手四指并拢从上到下依次推揉颈后斜方肌、胸锁乳突肌上段，认真推揉该二肌之间侧偏后部位的副神经。因为副神经在该处容易受风，有时能触到肿大而压痛明显的副神经，手法从轻，慢慢加重，最好能做1～3分钟，同时需注意在推揉颈肌和按摩副神经时，尽量避免手与颈部皮肤发生摩擦，以避免颈部皮肤擦伤。该手法可治疗落枕。

※ 拿捏颈肌

将左手上举置于颈后，拇指放置于同侧颈外侧，其余四指放在颈肌对侧，双手对合，将颈肌向上提起后放松，沿风池穴向下拿捏至大椎穴20次。可解痉止痛、调和气血。

※ 搓掌热颈

快速对掌来回搓擦20次，以热手捂住颈部后外侧，时间与搓掌时间相同。反复3遍。可治疗受风引起的颈部冷痛。

※ 推揉冈上肌和提肩胛肌

用对侧手绕过颈前拿揉对侧冈上肌和提肩胛肌1分钟。也可用对侧手四指从颈后按揉对侧提肩胛肌和斜方肌在肩胛骨内侧缘的附着处，若为仰卧位，该手法效果最好，可使痉挛的肌肉得到松解。

※ 推揉胸锁乳突肌上段

四指并拢推揉同侧胸锁乳突肌上段，若该部位触之发凉，同时有压痛，则表示该部位血液循环不佳。此时变为轻而缓慢的推揉的手法，延长按摩时间，一般为1～3分钟，在手法逐渐加重时，肌肉痉挛则相应缓解。

※ 挟颈和动颈

双手各指插夹在一起，用双掌根先轻轻挟住颈后部，使颈部做前屈、后伸、左右侧屈和旋转活动数次后，将颈后挟紧，利用杠杆作用使颈部尽量过伸，使颈部拉长，可松弛颈肌，还可使错位的颈椎复位，次数和时间由自己掌握。

按摩时的注意事项

由于颈椎病的病因复杂,病理改变多种多样,所以粗暴的推拿手法是有害的,而且推拿按摩治疗颈部疼痛并不是越痛越好,而是以感到舒适轻快为度。

在家自己进行推拿按摩的患者更应注意,最好手法由轻及重而行,若症状加重使自己感到痛苦不堪,应及时停止按摩,休息片刻之后予以轻手法按摩推拿,不可强硬施术。

颈椎椎管明显狭窄、颈椎严重骨质增生、高血压、动脉硬化症及脑供血不足者,慎做推拿治疗。

颈部日常保健指南

工作时,应安排环境(包括家具、用具等),确保头部维持在水平位置,而不应为了迁就环境,经常低头工作。

进行活动时,如感到颈部有任何不适,应立刻停止活动,让颈部能放松休息,以免情况恶化。如颈部不适持续或越来越严重,应尽快向医生咨询,以免延误治疗。

颈部是脊骨最灵活的部分,较容易因长期活动或意外创伤而磨损,所以颈痛十分普遍。其形成原因以关节长期劳损及退化、不良的姿势及创伤较为常见。

枕头和床是颈椎的亲密伴侣,枕头过高或者过低,或者床垫过于柔软,都会连累到颈椎。枕头宽度应达肩部,中间低,两端高的元宝形的保健枕头对颈椎有很好的支撑作用,可以让颈椎得到很好的休息;对于颈椎不好的人来说,木板床、棕绷床是上选,而那种过分柔软的床则不利于颈椎的健康。

肩部保健按摩

认识我们的肩

肩膀是由三块骨头再加上周围的肌肉、肌腱和韧带组成的复杂构造。

锁骨连接肩膀与胸骨，使得肩膀可以悬挂在躯干的外侧。锁骨同时也跟肩胛骨在肩峰处有相接。肩峰从肩胛骨投射出来，构成了肩膀的上方构造，并且它与喙突（也是肩胛骨的一部分）和周围韧带形成了一个窝状构造叫作关节窝。而肱骨的头部就像球一样装在关节窝内，形成了所谓的关节窝肱骨关节，也就是俗称的肩关节。

这个由类似球与凹处的构造所组成的浅关节，是身体内活动度最大的关节，由一群称为"旋转袖口"的肌腱群所支撑着，而这些肌腱则是附着在胸部与背部肌肉。肱二头肌腱跨过肩关节而延伸至上臂的肌肉。

在肩峰和旋转袖口之间有一个滑囊，这小小的囊状物里面充满液体，它是韧带和骨头之间的缓冲垫，也是常常发生毛病的地方。

肩膀可使手臂活动范围达360°，包括往前、往后、往上和往下活动。肩膀能做这么大范围的活动是因为其内部有四个关节。其中的一个关节叫肩肱骨关节，它属于一种枢纽关节，功能是举起肩膀。

肩肱骨关节在人体中活动度最大而且是最脆弱的关节之一，常常会因长时间举臂、扛或拎重物，或者长时间保持一个姿势导致关节受损，引起肩膀的疼痛，有时还会影响到手臂、手或颈部的活动，因此做好肩部保健很重要。

循行肩部的经脉

中医认为，冬季有寒邪，易袭阳位，寒性收引，寒性凝滞，致经脉和经筋的气血阻滞，故肩部有拘紧感，疼痛酸胀。根据中医治病理论"穴位所在，主治所及。经脉所过，主治所及"，近取及循经至肩部的穴位，可加强疏通肩部的经络气血，有较好的舒筋活血止疼之效。当出现肩痛时，不妨按摩以下行于肩部的经脉及穴位。

手少阳三焦经：上贯肘，循臑外上肩，而交出足少阳之后，入缺盆……

足少阳胆经：……循颈，行手少阳之前，至肩上，却交出手少阳之后，入缺盆。

手太阳小肠经：起于手小指尺侧端少泽穴，沿手背、上肢外侧后缘，过肘部，到肩关节后面，绕肩胛部，左右交会并与督脉在大椎穴处相会，前行入缺盆……

手太阴肺经：……从肺系横行出于胸壁外上方，出腋下，沿上肢内侧前缘下行，过肘窝入寸口上鱼际，直出拇指桡侧端少商穴。其分支从前臂列缺穴处分出，沿掌背侧走向食指桡侧端……

足太阳膀胱经：……经项部下行交会于大椎穴，再分左右沿肩胛内侧……

肩痛专家答疑

Q 颈肩痛就是肩周炎吗？

A： 肩周炎为肩关节周围软组织退行性、炎症性病变，冬天肩部受凉容易引发。主要表现为肩臂疼痛，活动受限，以夜间安静时疼痛加重为特征。但肩痛并非皆是肩周炎引起，下列疾病也常引起肩痛，千万莫麻痹大意而贻误了病情。

肺癌：肩痛是肺癌转移压迫臂丛神经引起，可出现在咳嗽、咯血、胸痛等呼吸道症状之前。

颈椎病：长期伏案工作等职业因素，颈椎易发生增生等退行性病变，增生骨刺压迫颈部神经可引起肩痛，但这种肩痛多伴有颈部的不适及头昏眩晕等症状。

胆囊炎、胆石症：炎症或胆石牵涉引起右肩痛，患者常有反复发作的病史可询，B超可以确诊，经抗感染、解痉止痛治疗可缓解肩痛。

心绞痛、心肌梗死：疼痛多是因心肌缺血放射至左肩而引起。心绞痛经常是因劳累或兴奋诱发，休息后疼痛可缓解。含服硝酸甘油有显著的效果。心肌梗死则常在睡眠或安静状态下发病，常伴有面色苍白、大汗淋漓及呼吸困难、休克、心衰严重表现，含服硝酸甘油及休息均无明显效果。这两者常危及生命，有冠心病病史者尤应小心。

家庭理疗常识

特效穴位按摩

※ 按揉肩前穴

位置：位于肩部，正坐垂臂，在腋前皱襞顶端与肩髃穴连线的中点处。

按摩方法：以拇指肚紧贴上臂三角肌的前缘，点按并做环形按揉肩前穴。持续按揉，以有酸胀感为宜。

功效主治：经常按摩此穴能放松肩部紧张的血管，使肩部的血液循环顺畅，克服肩部僵硬酸痛、臂不能举、手指麻木等。

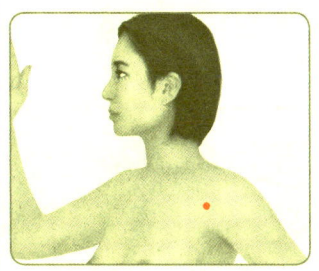
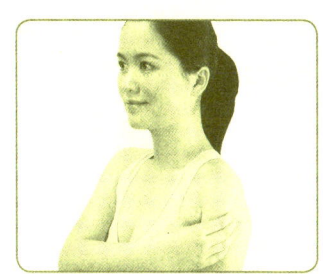

※ 点按中府穴

位置：在胸前壁的外上方，云门穴下方1寸处，前正中线旁开6寸，平第一肋间隙处。

按摩方法：被按摩者取坐位或仰卧位，按摩者用拇指指端点按肩部两侧的中府穴约1分钟。

功效主治：经常按摩此穴能够促进肩部周围的血液循环，缓解肩部肌肉僵硬酸痛。

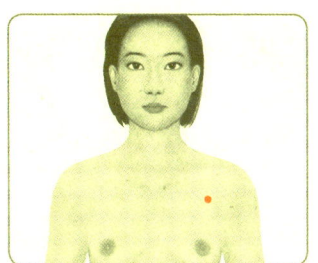
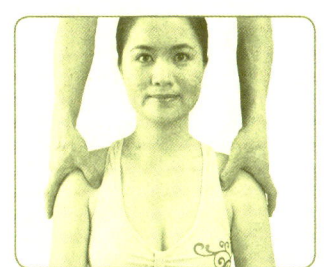

※ 按揉天宗穴

位置：两手食指、中指、无名指、小指搭在被按摩者肩膀上，拇指自然向下，拇指指端所指部位。

按摩方法：被按摩者取坐位或俯卧位，按摩者两手拇指先顺时针方向轻轻按揉天宗穴1分钟，再逆时针方向按揉1分钟。

功效主治：经常按摩此穴可温经活血，祛寒除湿。能够改善颈椎病颈部僵痛、肩胛部疼痛、肩关节疼痛等。

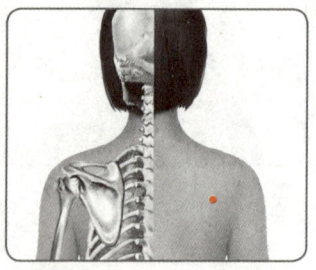
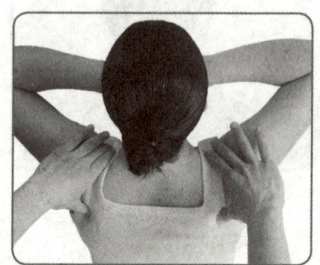

※ 按揉大杼穴

位置：肩胛内侧，第一胸椎棘突下旁开二横指宽处。

按摩方法：被按摩者取坐位或俯卧位，按摩者双手拇指顺时针方向按揉该穴约2分钟，以局部发热为度。

功效主治：此穴可改善肩部酸痛、肩周炎、颈椎痛等。

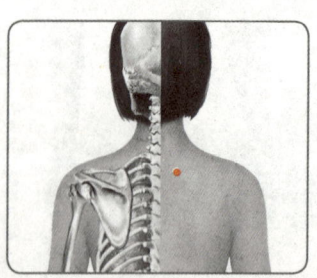
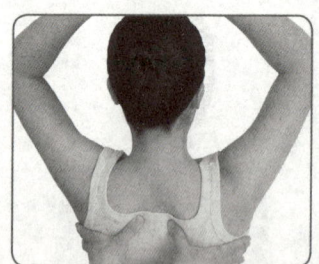

足底反射区按摩

步骤01：食指扣拳法顶压肩（图01-1）、肩胛骨（图01-2）、斜方肌（图01-3）反射区各50次。

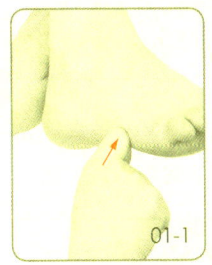
01-1

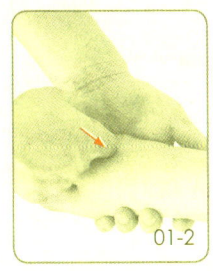
01-2

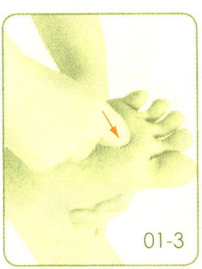
01-3

步骤02：食指扣拳法顶压颈项（图02-1）、肘（图02-2）、颈椎（图02-3）、胸椎（图02-4）、肝（图02-5）、脾（图02-6）、肺（图02-7）反射区各50次。

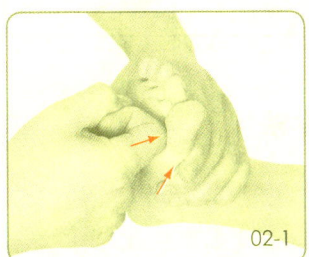
02-1

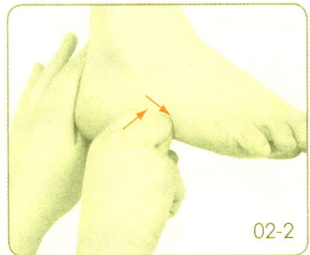
02-2

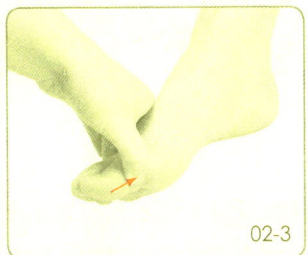
02-3

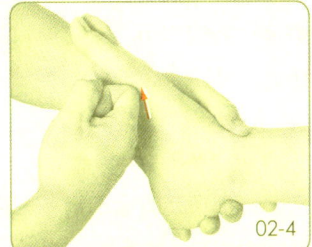
02-4

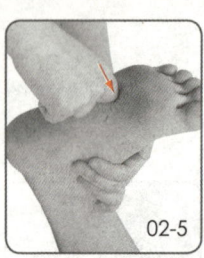
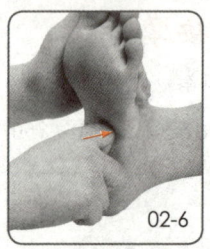
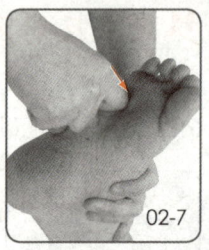

步骤03：食指扣拳法依次顶压肾（图03-1）、肾上腺（图03-2）反射区各50次，按摩力度以局部胀痛为宜。

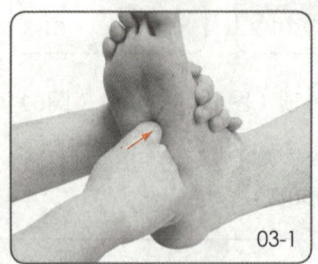
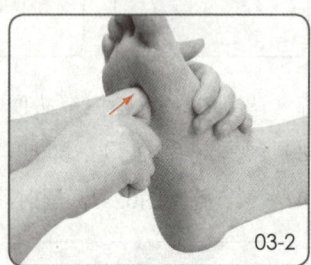

肩部保健其他按摩方法

※ 掌摩肩肌

以右手掌心置于左肩峰上方，由上向下摩动，再以左手掌置右肩峰上方，先后交替摩动50～70次。具有温通经络、解痉止痛的作用，有防治肩关节炎、凝结肩、颈肩综合征的功效。

※ 拿提肩肌

以拇指及其余四指分开成钳状，置于肩部三角肌处，将肌肉拿定后，着力向上拿起10～15次。具有温补气血、剥离粘连的作用，对防治凝结肩、肩关节活动障碍、肩部肌肉萎缩有一定功效。

※ **握拳叩臂**

以手握成空拳，沿上臂前侧和外侧至肘部，再沿前臂前侧和外侧至腕部各叩击20～30次。具有疏通气血、消除疲劳的作用，对上肢肌肉疲劳、肩肌劳损、肩关节疼痛等症有防治的功效。

按摩时的注意事项

在进行按摩时，患者都会感到疼痛，要忍痛坚持按摩，而且肩部功能的恢复不会很快，因此按摩应做到持之以恒，坚持下去，这样才能达到痊愈的效果。

肩部日常保健指南

保暖避寒，避免受寒受风及久居潮湿之地。

勿过操劳，避免长久提重物，还要防止外伤。

要加强功能锻炼，如打太极拳、做柔软体操、做颈部保健操等，使局部血液循环畅通。

对于经常伏案、双肩经常处于外展工作的人，应注意调整姿势，避免长期的不良姿势造成慢性劳损和积累性损伤。

在饮食方面，老年人要加强营养，多喝牛奶、骨头汤、多吃鸡蛋、豆制品、黑木耳等。

肩周炎发生后，最重要的是及早进行患侧主动的和被动的肩关节功能锻炼，如弯腰垂臂摆动、旋转、正身爬墙、侧身爬墙、拉滑车等。

腰部保健按摩

认识我们的腰

腰是指背部第十二肋骨以下至髂嵴以上的软组织部位。腰部的骨骼结构是由5个腰椎骨、骶骨和两侧髂骨构成。第五腰椎和骶椎构成腰骶关节，此处负重量大，是活动度大的腰椎与固定的骶椎相交处，承受的压力较大，易患劳损。骶椎上沿与水平线的交角称为腰骶角，正常为34°～45°。椎骨间有椎间盘，并且相邻两椎间尚有两个关节相联系，脊柱的各椎骨之间有很多韧带相联系。

腰部占据着人体的主要部分，保持着人体正常的生理曲度，也是人体用力最多的部位，腰部脊柱承担着人体60%以上的重力，并从事着复杂的运动，但由于其前方只有松软的腹腔和髂腰肌，附近仅有一些肌肉、筋膜和韧带，无骨性结构的保护。故在负重或不协调的运动中，椎体间关节、腰骶关节、骶髂关节、韧带及周围的肌肉、筋膜等极易受到损伤。

循行腰部的经脉

在经络方面，督脉的主干线贯脊行于腰背部中央，足太阳膀胱经全脉左右分行于脊柱两侧。在腧穴方面，腰背为众多要穴集中之地，也是脏腑的集中反应区，五脏六腑的代表穴——腧穴皆集中于腰背部中线的两侧。由于腰背这一区域包含着重要的整体信息，故脏腑的病变可在腰背部反映出来。又由于腰部还有带脉如束带围腰际一周，故腰骶部的变化有助于诊断肾及腹腔器官（包括生殖、泌尿系器官）之疾。再由于"背为阳"，循行于肩背腰部的经脉都是阳气旺盛的经脉，如督脉总督一身之阳经，被称为阳脉之海；足太阳膀胱经为巨阳之气，统帅诸阳，又布达卫气行于周身，加之背腰部有命门、阳关、肾俞等阳气较为集中的要穴，故背腰部对预测阳气的盛衰又有重要意义。人体阴阳失衡之时，即可反映于腰背。

足太阳膀胱经：沿脊柱两旁向下行，到达腰部，进入脊柱两旁的肌肉，深入体腔。

督脉：沿脊柱里边直向上行，到达项后，从风府穴处进入颅内。

带脉：带脉循行起于季胁，斜向下行到带脉穴，绕身一周，并于带脉穴处再向前下方沿髋骨上缘斜行到少腹。

家庭理疗常识

特效穴位按摩

※ 按揉大肠俞穴

位置：腰部，第四腰椎下两侧各约2横指宽处。

按摩方法：取坐位或站位，两手叉腰，用中指指腹部用力揉按两侧大肠俞约2分钟；或握拳，用食指的掌指关节凸起部点按穴位1分钟。以局部有酸胀感为佳。

功效主治：经常按摩此穴可转输气机，调和气血，对改善因气血不足、循环不畅所致的腰背疼痛很有效果。同时还能够改善骶髂关节炎、骶棘肌痉挛、坐骨神经痛等。

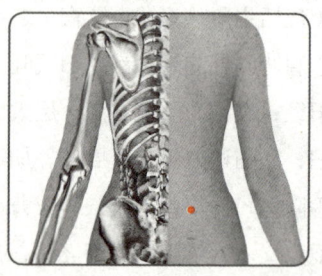 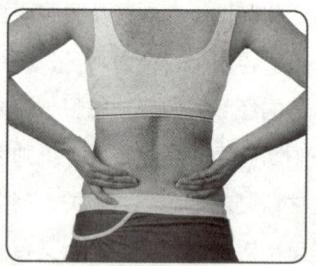

※ 按揉命门穴

位置：腰部，第二腰椎棘突下缘的凹陷中。

按摩方法：被按摩者俯卧，按摩者用大拇指顺时针方向按揉2分钟，然后逆时针方向按揉2分钟。

功效主治：经常按摩此穴可改善腰酸腿软、腰肌劳损、腰椎间盘突出症以及阳痿、滑精、早泄等所致的腰痛。

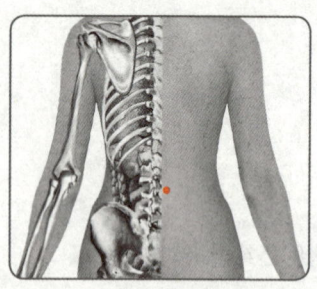 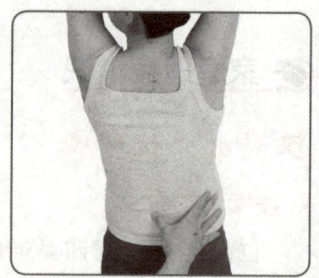

※ 按揉腰痛点穴

位置：在手背侧，当第二、三掌骨及第四、五掌骨之间，当腕横纹与掌指关节中点处，一侧2穴，左右共4穴。

按摩方法：取立位，一手拇指指尖点按腰痛点2～3分钟，出现酸胀感后，同时活动腰部，双手交替进行。

功效主治：经常按摩此穴可舒筋活络，化瘀止痛。能够改善急性腰扭伤、各种腰疼。

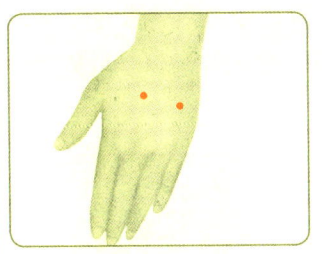 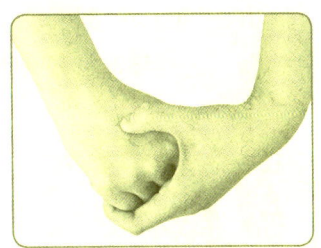

※ 揉擦八髎穴

位置：在骶椎上，分上髎、次髎、中髎和下髎，左右共8个穴位，分别在第一、二、三、四骶后孔中，合称"八髎穴"。

按摩方法：被按摩者取俯卧位，按摩者一手扶其背部，另一手紧贴骶部两侧八髎穴处，手掌着力往返横擦骶骨八髎穴处2分钟。

功效主治：经常按摩此穴可调理下焦，通经活络，强腰利湿。能够改善腰骶部疼痛、腰骶关节炎、膝关节炎、坐骨神经痛、下肢瘫痪、小儿麻痹后遗症等。

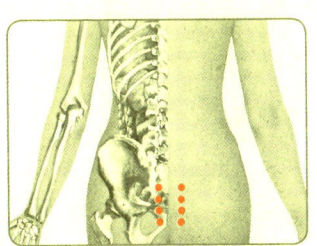 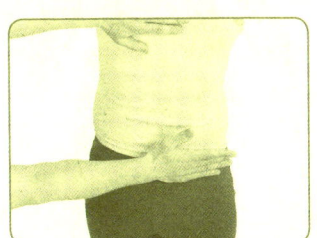

※ 按揉腰俞穴

位置：位于骶部，在后正中线上，适对骶管裂孔处。

按摩方法：取站位或俯卧位，用右手中指点按腰俞穴，先顺时针方向压揉9次，再逆时针方向压揉9次，连做36次。

功效主治：经常按摩此穴可调经清热，散寒除湿，补益肾气。能够改善腰脊疼痛、腰骶神经痛、足清冷麻木等。

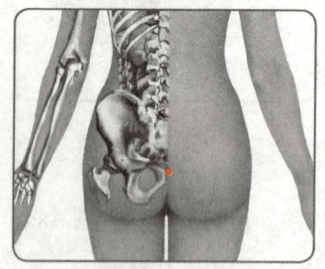 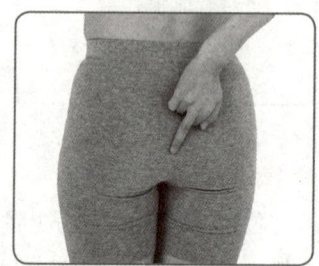

※ 点按长强穴

位置：在尾骨下端与肛门之间的中点凹陷处。

按摩方法：被按摩者俯卧，按摩者用中指轻轻点按长强穴约2分钟。

功效主治：经常按摩此穴可解痉止痛，调畅通淋。

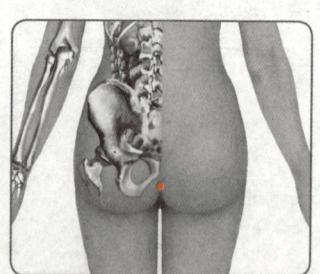 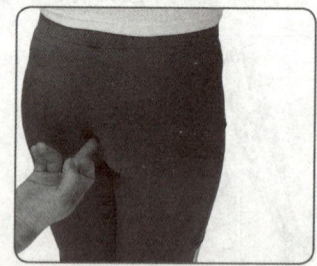

足底反射区按摩

步骤01：食指扣拳法依次顶压肾（图01-1）、膀胱（图01-2）反射区各50次，按摩力度以局部胀痛为宜。

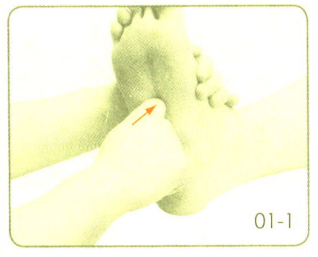

01-1

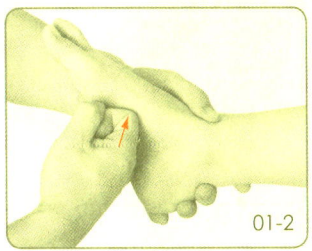

01-2

步骤02：食指扣拳顶压法顶压输尿管反射区50次。

步骤03：食指扣拳顶压法推按肺反射区50次。

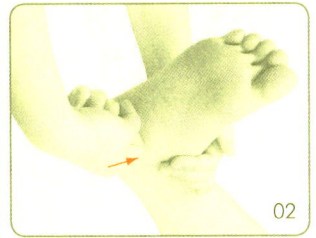

02

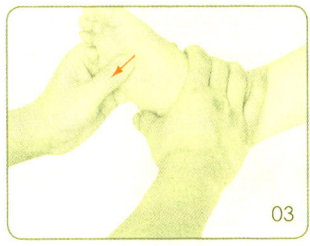

03

步骤04：食指扣拳法顶压腰椎（图04-1）、骶椎（图04-2）反射区各50次。

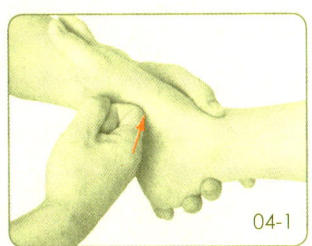

04-1

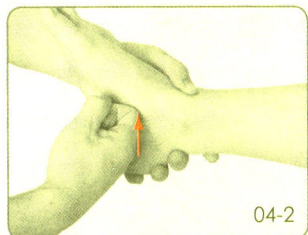

04-2

步骤05：拇指指腹推压法推按髋关节（图05-1）、坐骨神经（图05-2）反射区各50次。

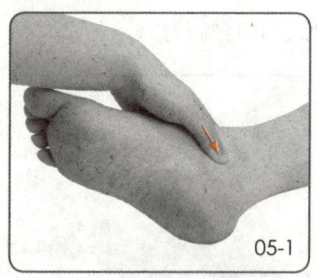

05-1

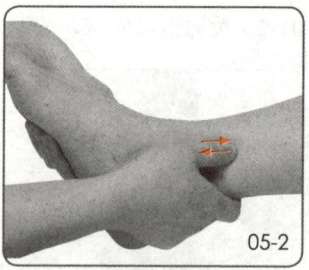

05-2

腰部保健其他按摩方法

※ 摩肾益精

两手掌对搓至手心热后，分别放至腰部，手掌向皮肤，上下按摩腰部，至有热感为止。可早晚各一遍，每遍约200次。动作要快速有力，以补肾纳气，祛风散寒和通经活络。

※ 按揉痛点

握拳在腰部寻找压痛点，用第一指间关节或第二掌指关节进行从轻到重的按摩，时间一般为1~2分钟。如有数点压痛则分别按揉。要注意随时调整体位。

※ 腰部活动

两手相互摩擦至热，用两手叉腰，大拇指在前，四指按在两侧肾俞穴处，先顺时针方向旋转腰臀部9次，再逆时针方向旋转腰臀部9次，连做36次。意想腰部尽量放松。每天活动腰臀部，具有疏经活穴、滑利关节、强健腰肌等作用。

按摩时的注意事项

腰痛时，人们习惯借助按摩来舒缓疼痛。确实，按摩能起到缓解作用，但不能除根治本，而且腰部和颈部一样不能轻易按摩，否则容易加重病情，甚至造成事故。因此，按摩时要注意不要过度用力，最好在按摩前咨询医生。

腰部日常保健指南

床铺应选择硬板床或者在木板床上放较硬的席梦思等弹性卧具，睡觉时双下肢宜稍屈曲，以侧卧位为好。

预防腰痛应避免坐卧湿地，若涉水、淋雨或身劳汗出后即应换衣擦身，暑天湿热郁蒸时应避免夜宿室外或贪凉饮冷。同时还要注意腰部保暖。

腰痛的护理，可做自我按摩，活动腰部，打太极拳，勤用热水洗澡。

平时多做收缩腹肌、伸展腰肌运动，以及散步、倒步行走和骑自行车等，都能防止和减轻腰疼。

学会放松，减少紧张。紧张可使血液中激素增多促使腰椎间盘膨大而导致腰疼，所以合理安排工作和休息，保持愉快心境对防止腰疼有很大帮助。

保持正确姿势。久坐的人坐时要使背部紧靠椅背，以使腰部肌肉得到放松和休息，时而向后伸腰也是预防腰疼的好方法。

改进饮食习惯、避免肥胖。肥胖会给脊椎带来过大的负荷，同时由于腹肌松弛而不能起到对脊椎的支撑作用，会迫使脊椎发生变形。

腿部保健按摩

认识我们的腿

腿是指人体腹部以下部分，包括臀部、股部、膝部、小腿部和足部。股部分前、内和后区，膝部分为前、后区，小腿部分前、外和后区，足部分踝、足背、足底和趾。

腿是由骨、肌肉、血管、神经及浅、深筋膜和皮肤形成的多层次鞘状局部。可分为浅、深两层结构。浅层结构由皮肤和浅筋膜构成，在浅筋膜内有丰富的浅静脉、淋巴管和皮神经。深层结构由深筋膜、肌肉、血管、神经和骨构成，并以血管、神经及其行径形成若干重要局部结构及局部核心结构。

腿部有人体最大、最长而且最结实的关节和骨头，它们要承受比人的体重大几倍的力量，易受损伤，应注意保护。

循行腿部的经脉

足少阳胆经：在髋部与眼外眦部支脉会合，然后沿下肢外侧中线下行。经外踝前，沿足背到足第四趾外侧端。

足阳明胃经：下行至腹股沟处的气冲穴，沿大腿前侧，至膝膑，沿下肢胫骨前缘下行至足背，入足第二趾外侧端厉兑穴。

足太阴脾经：本经起于足大趾内侧端隐白穴，沿内侧赤白肉际上行，过内踝的前缘，沿小腿内侧正中线上行，在内踝上8寸处，交出足厥阴肝经之前，沿大腿内侧前缘上行，进入腹部。

足太阳膀胱经：本经脉经过体腔后分出两条分支，一分支从腰部分出，沿脊柱两旁下行，穿过臀部，从大腿后侧外缘下行至腘窝中。另一分支从项分出下行，挟脊下行至髀枢，经大腿后侧至腘窝中与前一支脉会合，然后下行穿过腓肠肌，出走于足外踝后，沿足背外侧缘至小趾外侧端。

足少阴肾经：起于小趾下，斜走足心，出于然谷下，循内踝之后，别入跟中，以上踹内，出内廉，上股内后廉。

足厥阴肝经：起于足大趾爪甲后丛毛处，向上沿足背至内踝前1寸处，向上沿胫骨内缘，在内踝上8寸处交出足太阴脾经之后，上行过膝内侧，沿大腿内侧中线进入阴毛中。

腿痛专家答疑

Q 一到冬季就腿疼都是老寒腿吗？

A： 天气变冷，血管收缩，下肢动脉硬化症状经常在冬天出现恶化。动脉硬化闭塞症发生在下肢的概率高达90%，它的早期表现是酸麻，再严重一些就会出现疼痛。因为它跟腿病引起的感觉极为相似，所以很多人容易把它当作"老寒腿"。

而区分腿部不适是由于血管问题造成的，还是真正的"老寒腿"，比较简单的方法是注意腿部不适的时间。一般来说，"老寒腿"多是骨关节疾病，此类疾病静息时也会疼痛，特别是清晨，会有"晨僵"的感觉，起来活动后有所缓解。一旦延长活动时间，关节负担加重，疼痛又会出现，甚至加剧。而因血管问题导致的下肢不适，多在运动之后出现，因为此时全身各组织都需要能量，如供血不足则无法供给腿部所需，不适感就会表现得更为强烈，这时请及时咨询医生。

家庭理疗常识

特效穴位按摩

※ 按揉居髎穴

位置：当髂前上棘与股骨大转子最凸点连线的中点处。

按摩方法：取坐位，用大拇指指峰用力深推居髎穴，指力逐步加重，渐渐渗透，持续2～3分钟。

功效主治：舒筋活络，改善腰腿痹痛、瘫痪等。

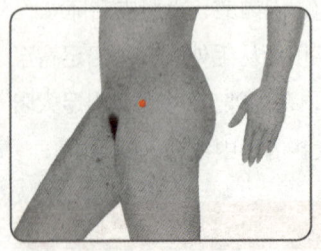
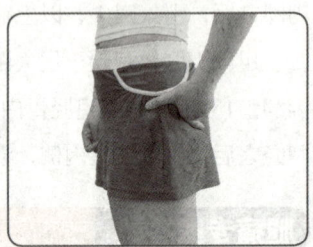

※ 按揉殷门穴

位置：臀横纹与腘横纹连线中点稍微向上一横指宽处。

按摩方法：两腿微张开，用中指点按殷门穴约1分钟，再顺时针方向按揉2分钟，以局部感到酸胀为好。

功效主治：舒筋通络，改善腰腿疼、坐骨神经痛。

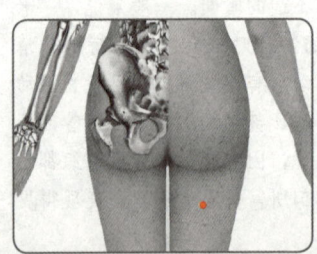
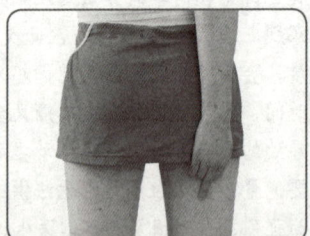

※ 按揉筑宾穴

位置:小腿内侧,内踝尖向上五横指宽处。

按摩方法:按摩者用拇指顺时针方向按揉筑宾穴约2分钟,然后逆时针方向按揉约2分钟,以局部感到酸胀为佳。

功效主治:调理下焦,宁心安神。能够改善小腿内侧痛、腓肠肌痉挛等。

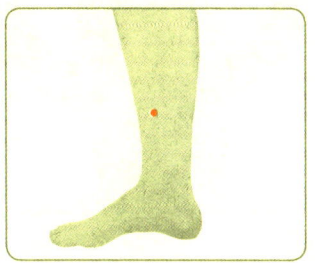
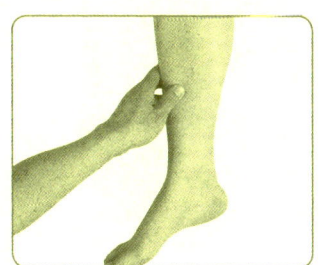

※ 按揉丘墟穴

位置:外踝前下缘。

按摩方法:取蹲位,用中指按于丘墟穴(拇指附于内踝后),向外揉按2分钟,力度以能够忍受为度。

功效主治:经常按摩此穴可健脾利湿、泄热退黄、舒筋活络。能够改善踝关节及周围软组织疾病、下肢痿痹等。

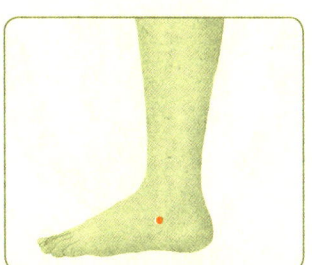
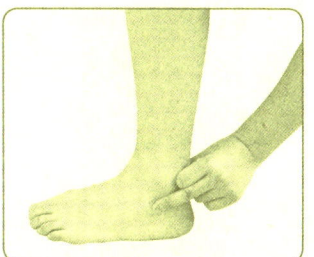

※ 按揉足三里穴

位置:胫骨外侧,在膝眼下方约三横指宽处。

按摩方法:取坐位,用双手拇指按于两侧足三里穴,其余四指附于小腿后侧,顺时针方向按揉2分钟。

功效主治:健脾和胃,通经活络,改善腰腿疼痛等。

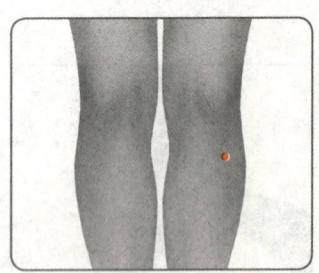 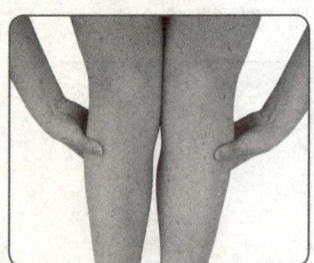

※ 按揉丰隆穴

位置:在小腿前外侧,当外踝尖上8寸,距胫骨前缘二横指。

按摩方法:取坐位,用双手拇指指腹顺时针方向按揉同侧丰隆穴2分钟,以局部酸胀为度。

功效主治:健脾化痰,和胃降逆,改善肥胖病所致的腰腿疼、腿膝酸痛、肩周炎等。

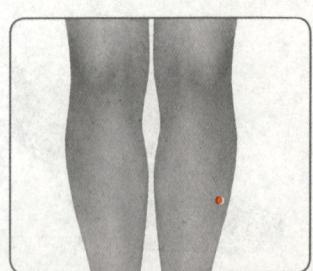 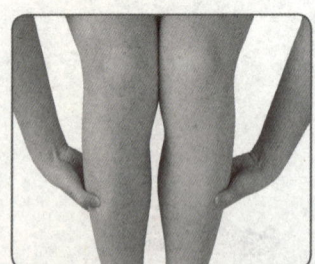

足底反射区按摩

步骤01：食指扣拳法顶压下身淋巴结反射区各50次。

步骤02：食指扣拳法依次顶压膝关节（图02-1）、肾（图02-2）、肝（图02-3）、肾上腺（图02-4）、膀胱（图02-5）、甲状旁腺（图02-6）反射区各10次。

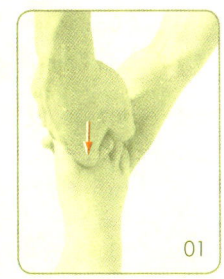

01

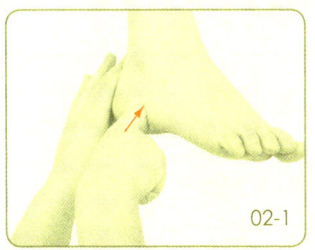

02-1

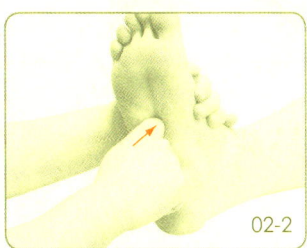

02-2

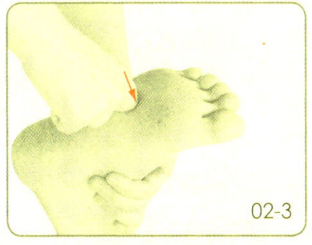

02-3

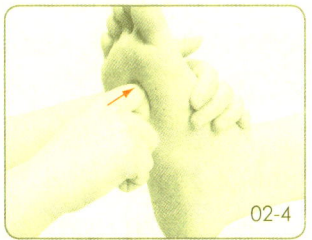

02-4

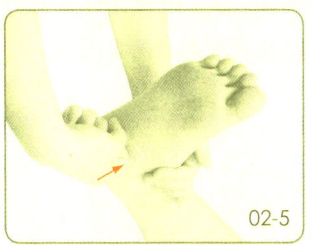

02-5

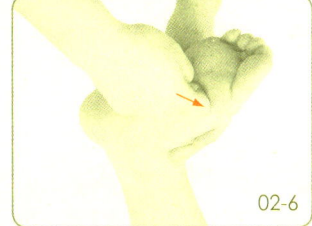

02-6

步骤03：拇指指腹推压法推按输尿管反射区50次。

步骤04：拇指指腹推压法推按髋关节（图04-1）、坐骨神经（图04-2）反射区各50次。

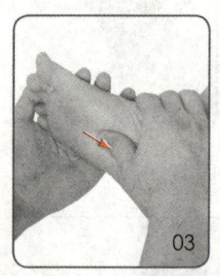
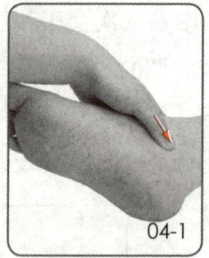
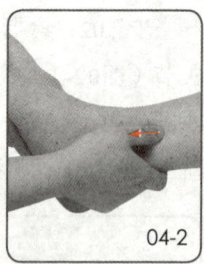

腿部日常保健指南

坚持做腿部运动，如步行、慢跑、游泳、骑单车等，以强化小腿肌肉，促进腿部血液循环，其中游泳有助于增强血管的弹性，是防治下肢静脉曲张的最佳运动方式，可促进下肢静脉的回流，防止下肢静脉淤血，减轻腿部肿胀疼痛等一系列症状。

修剪趾甲应略呈弧形，与脚趾等缘，不可剪得过多而伤及甲沟导致甲沟炎。如有鸡眼、胼胝、脚癣等足部疾患应及时治疗，不可自行处理，以防感染化脓导致坏疽。

鞋子的选择很重要。一双合脚的鞋子可以让你走路舒适，还可以减少运动时膝关节和足部承受的撞击与压力。

第三章

选准要穴集中祛病

——只需10分钟，消除颈肩腰腿痛

颈部常见病对症按摩

颈椎病

颈椎病是由于颈椎间盘退行性变、颈椎骨质增生所引起的。临床常表现为颈、肩臂、肩胛、上背及胸前区疼痛,手臂麻木,肌肉萎缩,甚至四肢瘫痪。

特效穴位按摩

※ 揉捏风池穴

位置:颈后两侧枕骨下方,发际两边大筋外侧凹陷处。

按摩方法:被按摩者取坐位,按摩者站于身后,一只手扶住被按摩者的前额,另一只手用拇指和食指分别置于被按摩者的风池穴处,揉捏半分钟左右,以局部酸胀为佳。

功效主治:此穴具有平肝息风,祛风解表,通利官窍的作用。多用于治疗颈椎病所致的头晕、头胀痛等。

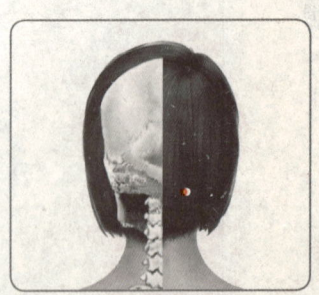
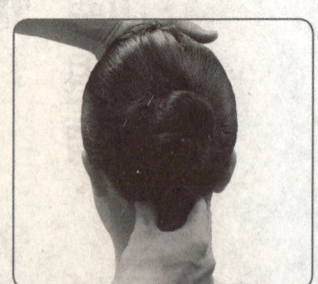

※ 按揉天牖穴

位置：乳突后下方，胸锁乳突肌后缘，约平下颌角处。

按摩方法：取坐位，用拇指螺纹面按揉3分钟，手法用力适中，以局部有明显酸胀或酸痛感为佳。

功效主治：此穴具有清头明目、通经活络的作用。多用于治疗颈椎病所致的头痛、头晕以及颈肩背部痉挛强直。

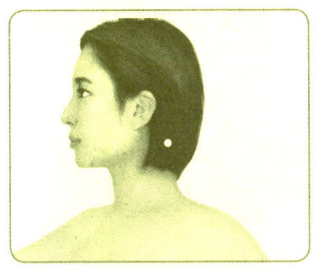
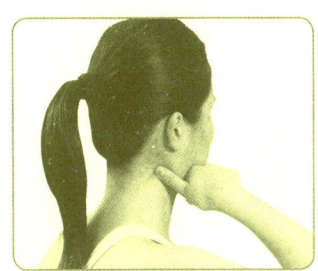

※ 按揉肩井穴

位置：在后颈根部第七颈椎与肩峰之间的中点处。

按摩方法：被按摩者取坐位，按摩者用双手拇指按压被按摩者肩井穴约1分钟，再按揉约2分钟，以局部酸胀为佳。

功效主治：此穴具有祛风清热、活络消肿的作用。多用于治疗颈椎病头项强痛、颈椎活动受限、颈项肌痉挛等。

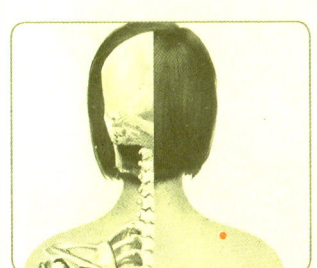
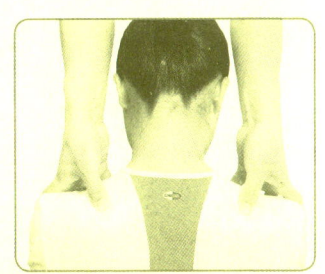

※ 按揉曲池穴

位置：位于屈曲肘关节，肘横纹的外侧头。

按摩方法：取坐位，左手拇指顺时针按揉右臂曲池穴2分钟，再逆时针按揉2分钟，左右手交替，以局部酸胀为佳。

功效主治：此穴具有清热和营、降逆活络的作用。多用于治疗颈椎病所致的头痛、头晕及颈椎疼痛、手臂麻木等。

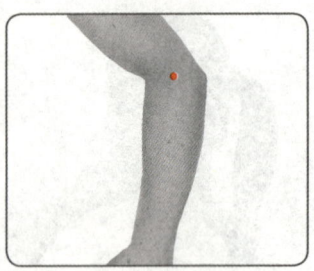
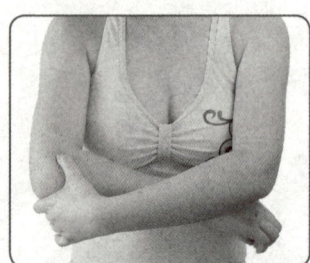

※ 按揉外关穴

位置：手臂外侧中间，腕关节横纹上约三横指宽处。

按摩方法：前臂半屈，用一手的拇指尖按于另一手的外关穴，其食指或中指则按着内关穴，向内对按20次。

功效主治：此穴具有清热解表、通经活络的作用。多用于治疗颈椎病、落枕、偏头痛、上肢关节痛等。

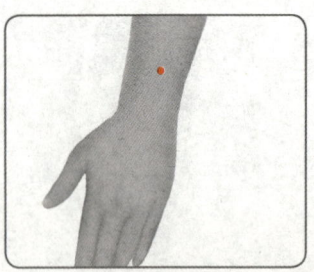
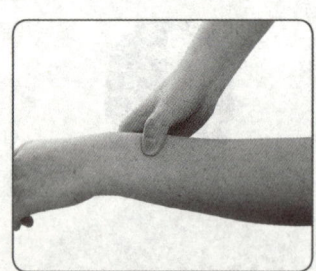

※ 掐揉合谷穴

位置：位于手背部，在拇指与食指的根部交接处，肌肉最高点处。

按摩方法：按摩者可以用一手拇指指腹掐揉被按摩者合谷穴30次，两手交替，以局部感到酸胀为宜。

功效主治：此穴具有镇静止痛、通经活络、清热解表的作用。经常按摩此穴，可以辅助治疗颈椎病所致的头痛头晕及腰扭伤等。

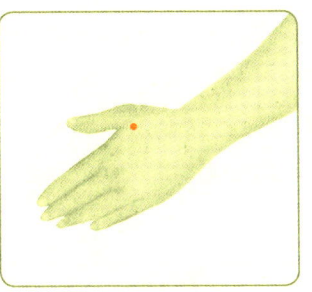 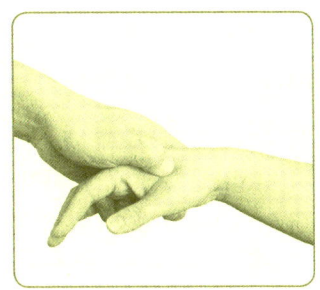

足底反射区按摩

步骤01：食指扣拳法依次顶压肾（图01-1）、膀胱（图01-2）反射区各50次，以局部胀痛为宜。

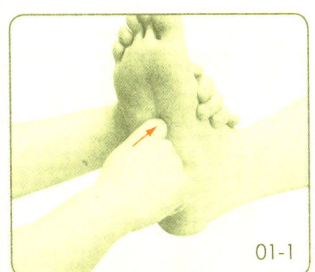 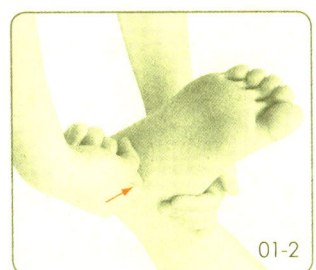

01-1　　01-2

步骤02：拇指指腹推压法推按输尿管反射区50次。

步骤03：拇指指腹推压法推按肺反射区50次。

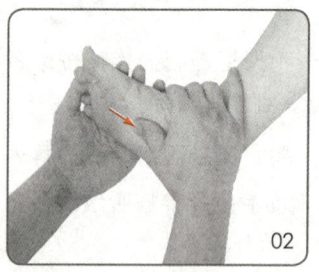

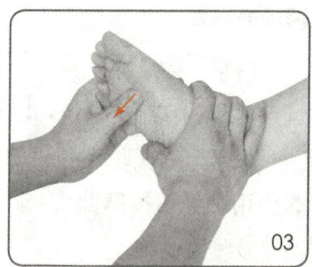

步骤04：食指（或食指中指）扣拳法依次顶压颈椎（图04-1）、颈项（图04-2）、肩胛骨（图04-3）、大脑（图04-4）、肩关节（图04-5）、斜方肌（图04-6）、头颈淋巴结（图04-7）、甲状旁腺（图04-8）、肘（图04-9）、肾上腺（图04-10）反射区各50次。

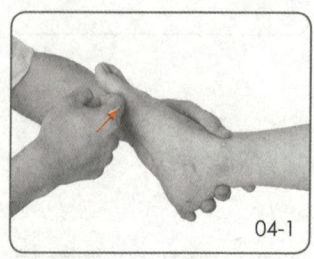

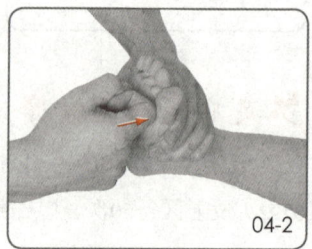

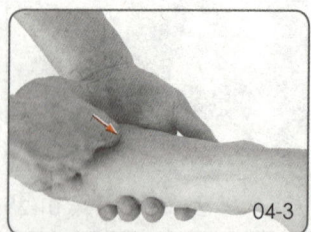

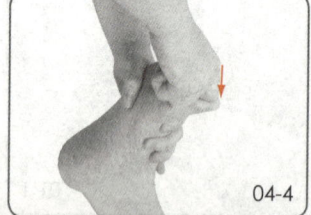

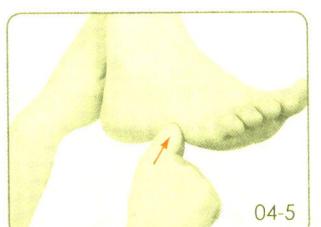

04-5

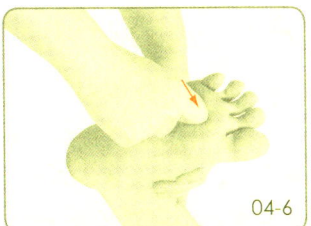

04-6

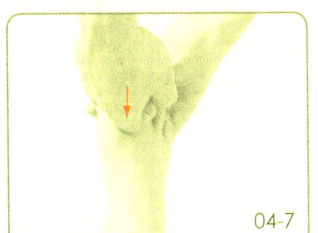

04-7

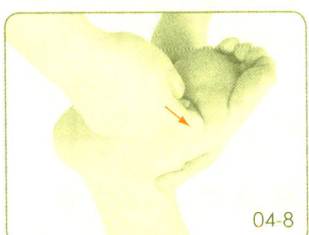

04-8

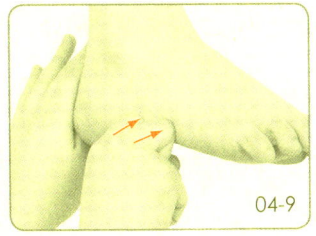

04-9

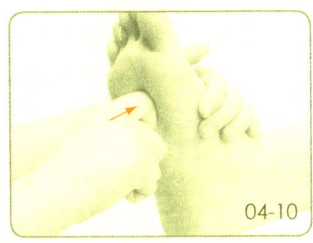

04-10

步骤05：向足跟方向依序用拇指指腹推压法推按胸椎（图05-1）、腰椎（图05-2）、骶椎（图05-3）反射区各50次。

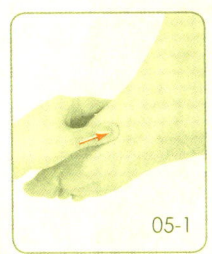

05-1

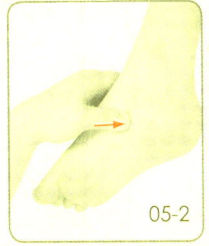

05-2

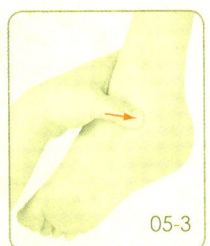

05-3

小儿肌性斜颈

小儿肌性斜颈又名"先天性斜颈""胸锁乳突肌挛缩性斜颈",俗称"歪脖"。现代医学认为,本病多与产伤、胎儿头位不正或胎头在子宫内位置处于歪斜状态等有关。上述原因使一侧胸锁乳突肌受压而血液循环受阻,引起缺血性改变,最后导致胸锁乳突肌发生挛缩而出现斜颈。在小儿出生后数日出现头向一侧倾斜,脸面旋向另一侧。如勉强转动拨正,会引起小儿哭闹,并很快转回原位。

特效穴位按摩

※ 揉捏风池穴

位置:后两侧枕骨下方,发际的两边大筋外侧凹陷处。

按摩方法:被按摩者取俯卧位,按摩者在被按摩者头后,一手扶住被按摩者前额,另一手用拇指和食指分别置于被按摩者的风池穴处,揉捏半分钟左右,以局部有酸胀感为佳。

功效主治:此穴可解痉消肿,促进血液循环。能够改善颈项强痛不适、颈椎活动受限、颈椎怕风怕冷、斜颈、颈部肿痛等。

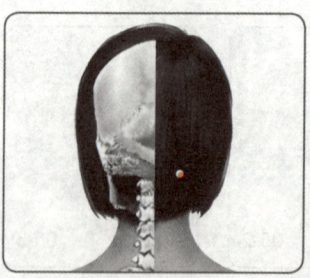
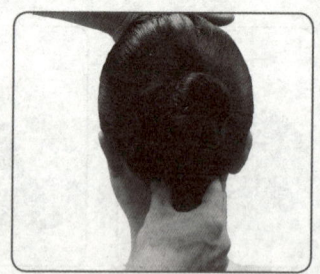

※ 按揉肩井穴

位置：后颈根部第七颈椎与肩峰之间的中点处。

按摩方法：被按摩者取俯卧位，按摩者用双手拇指按压肩井穴约1分钟，然后按揉约2分钟，以局部感到酸胀为佳。

功效主治：此穴可养阴清热，益气活血。能够改善颈椎病头项强痛、颈椎活动受限、斜颈、肩背部酸痛等。

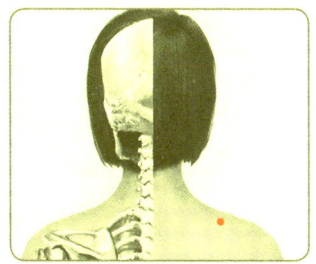
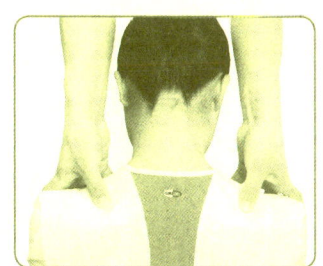

※ 按揉扶突穴

位置：颈外侧，喉结旁，在胸锁乳突肌的前后缘之间。

按摩方法：取仰卧位或坐位，食指按于扶突穴，顺时针方向按揉约2分钟，或揉按至患者自觉有津液分泌为宜。

功效主治：经常按摩此穴可活血化瘀，舒筋活络。能够改善斜颈、颈部肌肉酸痛、颈部活动受限等。

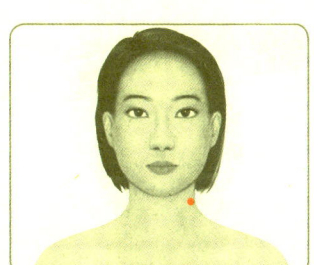
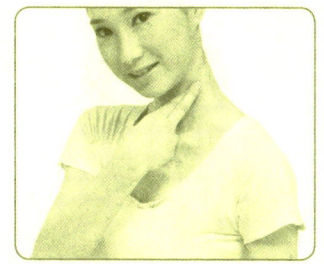

※ 点按天鼎穴

位置：侧颈部的喉结约一指宽下方，胸锁乳突肌后缘。

按摩方法：被按摩者取仰卧位或坐位，按摩者双手中指或拇指点按两侧天鼎穴1分钟，以不感到难受为宜。

功效主治：经常按摩此穴可清利咽喉，理气散结。能够改善斜颈、颈部肿痛、颈淋巴结核等。

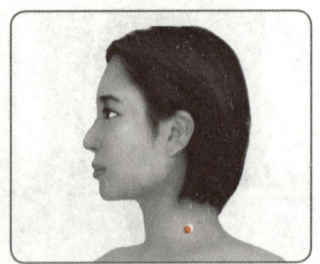 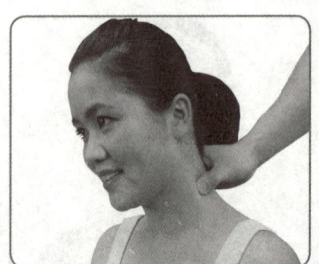

※ 按压天柱穴

位置：位于后头骨正下方凹陷处，即颈部突起的肌肉（斜方肌）外侧凹陷处，后发际正中旁开约2厘米处。

按摩方法：用手指指腹端按压头部的天柱穴约2分钟。

功效主治：此穴可除湿祛寒、通络止痛，能够改善颈椎酸痛、落枕、五十肩、斜颈等。

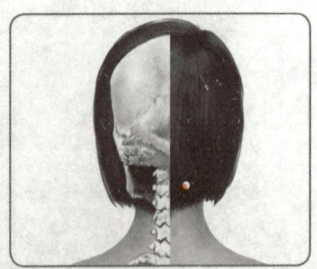 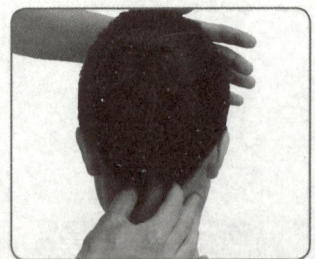

足底反射区按摩

步骤01：食指扣拳法顶压颈椎（图01-1）、颈项（图01-2）反射区各50次。

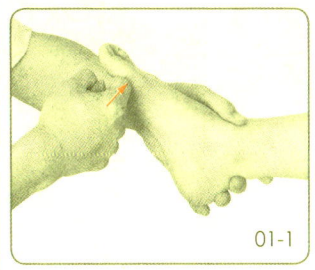

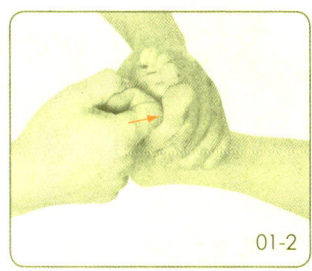

步骤02：食指扣拳法顶压肩（图02-1）、斜方肌（图02-2）、头颈淋巴结（图02-3）、甲状旁腺（图02-4）、肾上腺（图02-5）反射区各50次。

步骤03：食指扣拳顶压法顶压输尿管反射区50次。

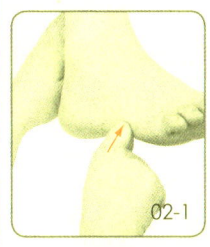

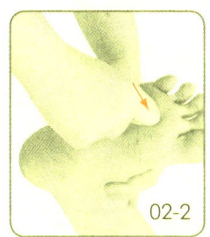

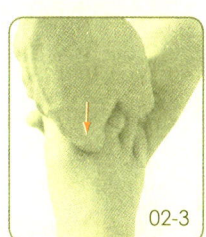

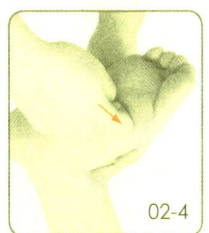

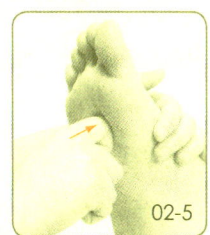

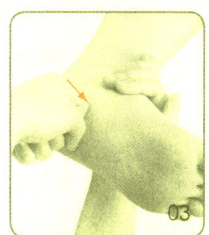

步骤04：食指扣拳法依次顶压肾（图04-1）、肝（图04-2）、膀胱（图04-3）反射区各50次，以局部感到胀痛为宜。

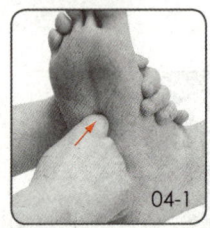 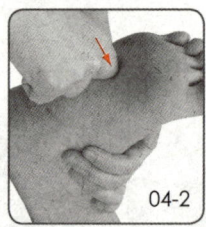 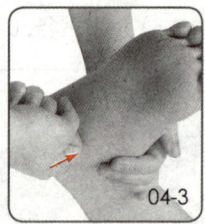

其他按摩方法

※ 拉长患侧胸锁乳突肌

一手扶住患侧肩部，另一手扶住患儿头顶，使患儿头部倒向健侧肩部，胸锁乳突肌拉长，反复操作5次。

※ 拿捏患侧胸锁乳突肌的肿块

用拇、中、食三指仔细拿捏患侧胸锁乳突肌的肿块。应稍微加大力量，犹如肿块捏散样，但需与轻揉相交替，以免患儿剧烈哭闹。时间为2分钟。

※ 按揉患侧胸锁乳突肌

患儿取仰卧位，家长用一手托其颈部，一手用食、中、无名指在患侧胸锁乳突肌处按揉10分钟。

※ 推摩患处活血法

患儿侧卧，尽量使颈部暴露，按摩者用双手拇指自上而下推摩患部3分钟。

※ 牵拉上肢舒筋法

患儿仰卧，按摩者一手扶肩，另一手扶于患儿颞部，相对用力轻牵，抖颤3分钟。

※ 推拿患肢疏散法

患儿姿势不变，按摩者推拿患儿颈部，以促进血液循环，使炎性产物消散，时间2分钟。

按摩时的注意事项

家长在平时可用食、中、无名指螺纹面在患儿患侧的肿块处轻揉，不要擦破皮肤。

由于小儿皮肤较嫩，操作时可在患处涂抹少许滑石粉、凡士林等润滑剂。

用量根据患儿年龄而定，新生儿必须用最轻刺激量，婴幼儿一般用轻中刺激量即可。

按摩治疗斜颈时，一般每日治疗1次，每次不宜超过15分钟。

按摩时，手法要轻柔，尤其是用拔伸摇晃手法时，宜由轻到重，幅度由小到大，切不可突然用暴力而超出正常生理限度。

两个月以内的患儿，要坚持每天进行局部按摩，同时，在日常生活中注意纠正孩子的头部位置，三个月后症状一般都会消失。如果按摩无效，只能等孩子七八个月大时进行手术。

🌸 日常调理指南

家长在患儿吃奶以及睡眠时要有意将患儿头向健侧转动以矫正畸形。

可配合局部温热或红外线等理疗，促进血液循环，帮助肿块吸收。

定期到医院进行复诊，如需手术治疗，最好在两三岁以前进行，若年龄大后再行手术，则头面部和颈部畸形将很难矫正。

肌性颈项强直

颈项强直是指由于支配颈部肌群的神经根受到压迫等刺激后,引起的颈部肌肉痉挛,或被动屈曲颈部时有阻抗,下颚不能贴近胸部。颈项强直的程度有轻有重,轻度者屈曲时能感到一定阻力,重度者则不能屈曲颈部,甚至呈角弓反张。该症状出现时要与下列疾病作鉴别:强直性脊柱炎、脑膜炎、脑炎、颈部肌炎、颈椎脱位等。

特效穴位按摩

※ 按揉哑门穴

位置:位于项部,在后发际正中直上0.5寸,第一颈椎下。

按摩方法:取坐位,用食指或中指向下按压哑门穴1分钟,然后顺时针方向按揉约3分钟,以局部有酸胀感为佳。

功效主治:经常按摩此穴可散风息风、开窍醒神。能够改善颈项强直、脊强反折、脊髓炎、颈椎病、颈项部肌肉疼痛等。

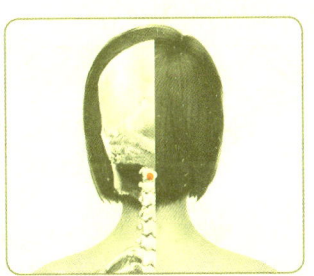
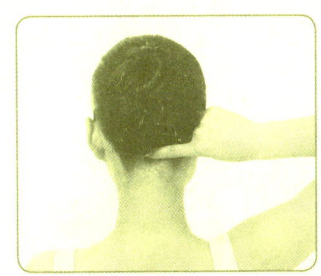

足底反射区按摩

步骤01：食指扣拳法依次顶压脾（图01-1）、胃（图01-2）、颈部淋巴结（图01-3）反射区各50次。

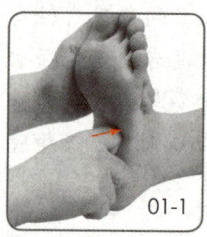
01-1

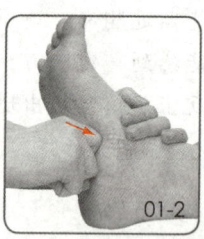
01-2

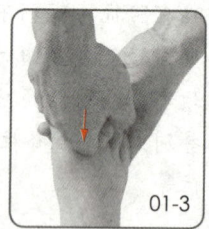
01-3

步骤02：食指扣拳法依次顶压肾（图02-1）、肾上腺（图02-2）、膀胱（图02-3）反射区各50次，按摩力度以局部胀痛为宜。

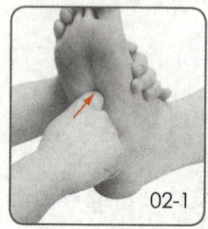
02-1

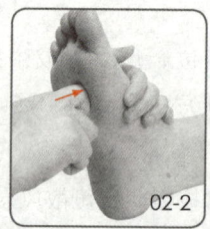
02-2

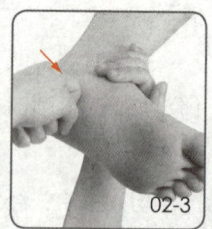
02-3

步骤03：用拇指指腹推压法推按甲状腺反射区50次。
步骤04：用拇指指腹推压法推按颈椎反射区30次。

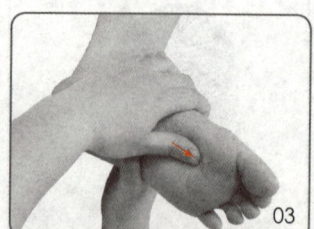
03

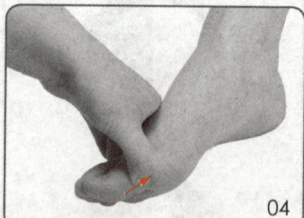
04

步骤05：食指扣拳法依次顶压颈项（图05-1）、肝（图05-2）、输尿管（图05-3）、肺（图05-4）反射区各50次。

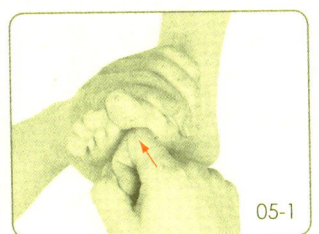

05-1

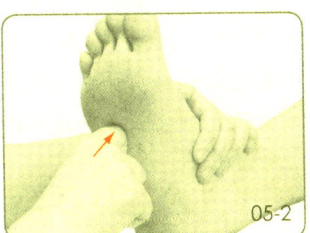

05-2

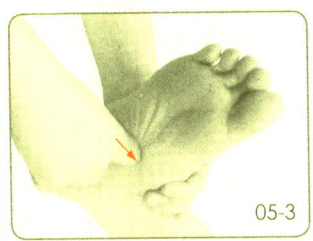

05-3

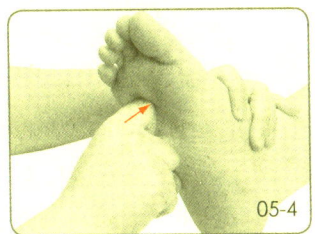

05-4

日常调理指南

养成良好的起居、生活姿势。如：避免高枕睡眠；伏案工作者应定时改变头部体位；谈话、看书时要正面注视，保持脊柱的正直；头颈应避免过度疲劳，不负重，坐车不要打瞌睡；劳动、行走时要防止闪、挫伤。

注意颈肩部保暖，避免风寒湿邪侵袭。

及时、彻底治疗颈、肩、背软组织劳损，防止颈项强直的发生。

饮食上应常吃具有补肾益髓、强筋壮骨的核桃、山萸肉、黑芝麻等食物，这些食物有推迟颈椎关节退变的作用。

落枕

落枕是指急性单纯性颈项强痛,运动受到限制的病症,系颈部伤筋。其主要症状为颈项疼痛、僵硬,不能自由旋转,头常向患侧歪斜,有的患者可伴有肩胛骨内上角处疼痛。多是由于睡眠姿势不当或受寒所致。

特效穴位按摩

※ 揉捏风池穴

位置:颈后两侧枕骨下方,发际两边大筋外侧凹陷处。

按摩方法:被按摩者取坐位,按摩者在被按摩者身后,一手扶住被按摩者的前额,另一手用拇指和食指分别置于被按摩者的风池穴处,揉捏半分钟左右,以局部酸胀为佳。

功效主治:此穴多用于治疗颈椎病所致的头晕、头胀痛、颈项强痛不适、颈椎活动受限、落枕等。

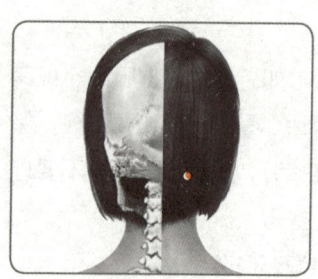
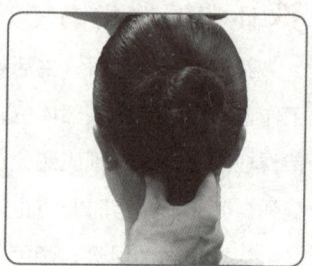

※ 按压天柱穴

位置:颈部,后发际正中旁开两边大筋外侧凹陷处。

按摩方法:被按摩者取坐位,按摩者站于身后,用拇指、食指同时着力按压天柱穴约2分钟,以局部酸胀为佳。

功效主治：天柱穴是治疗头部、颈部、脊椎以及神经类疾病的首选穴之一。多用于治疗颈椎酸痛、落枕、肩周炎和肩膀肌肉僵硬、酸痛、疼痛、麻痹等。

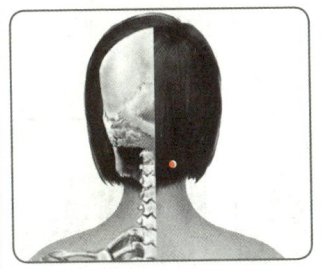
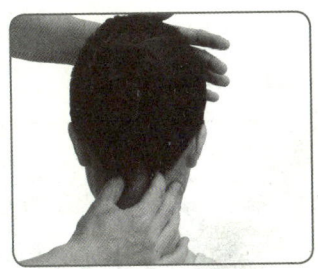

※ 揉拿肩井穴

位置：位于肩上，在大椎穴与肩峰连线的中点取穴。

按摩方法：取坐位，双手中指分别按于两侧肩井穴，用指力由轻到重地边拿、边提拔肌肉。拿揉的次数和时间以肩、项肌肉放松为度。

功效主治：此穴具有祛风清热、活络消肿的作用。多用于治疗颈椎病、落枕、颈项肌痉挛、头项强痛、颈椎活动受限、肩背部酸痛、肩周炎、肩膀疼痛、卒中后遗症、小儿麻痹后遗症等。

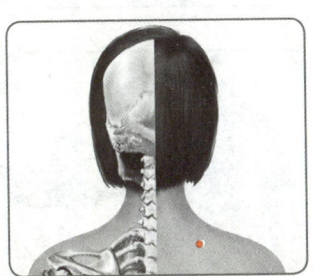
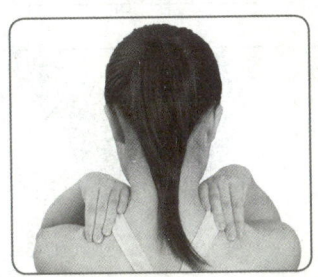

足底反射区按摩

步骤01：向足跟方向用拇指指腹推压法推按颈椎反射区30次。

步骤02：食指扣拳法顶压颈项（图02-1）、肩胛骨（图02-2）反射区各50次。

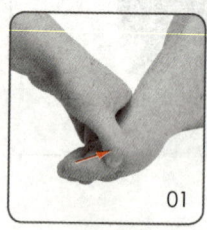
01

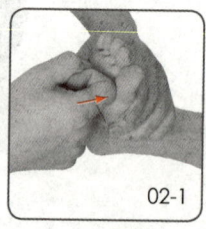
02-1

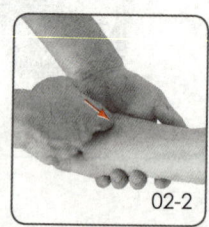
02-2

步骤03：食指（或食指中指）扣拳法顶压肩关节（图03-1）、斜方肌（图03-2）、头颈淋巴结（图03-3）、肘关节（图03-4）反射区各50次。

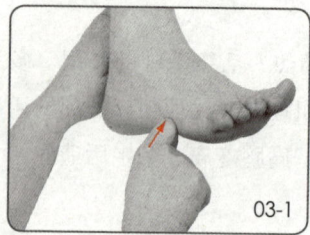
03-1

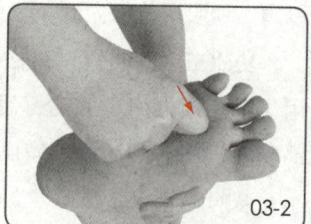
03-2

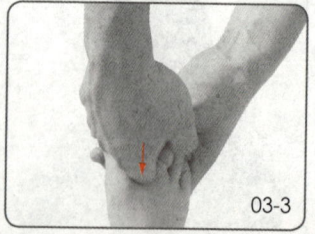
03-3

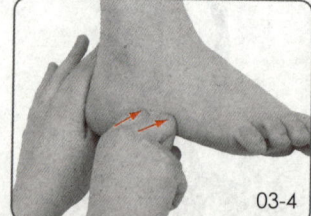
03-4

其他按摩方法

※ 颈椎枕颌牵引法

被按摩者取坐位或卧位,按摩者双手或肘窝托住落枕者的枕部与下颌部,沿身体纵轴牵引,持续1分钟左右,反复3~5次。

※ 捏挤颈部

双手手指交叉,掌根抱住颈部,双掌根相对用力,捏挤颈部,反复10次,再用手掌在患部用掌擦法操作20次。

按摩时的注意事项

颈部特别紧张时可取俯卧位操作,以放松肌肉。在项背部按摩基本程序的基础上,需重点点按压痛明显的部位。

若发现压痛点同一平面的颈椎棘突偏歪或颈椎两侧不对称,可试用颈部旋转扳法。

对于疼痛严重的患者,点按远端穴位尤其重要,可选取肩胛骨的天宗穴及手背上的落枕穴,同时应主动活动颈部。

颈椎扳法不可强求弹响声。颈肩部点法不宜过重,以免导致颈交感神经功能紊乱,发生晕厥。

日常调理指南

治疗颈椎病除自我按摩外,还需每日适度进行颈部锻炼。

同时还应该注意养成良好的习惯,不要长时间低头、伏案工作或使用电脑,避免头顶或手持重物。

颈部注意保暖,防止受凉,特别是颈部不要对着窗口、风扇、空调等风口;枕头不宜过高,应枕在颈部。

项背部劳损

劳损部位软组织由于局部张力增大而出现微小创伤,导致充血、组织液渗出、代谢产物堆积,刺激局部感觉神经而出现疼痛,是无菌性炎症。一段时间后,由于人体自身具有恢复功能,局部会出现粘连或形成瘢痕。

特效穴位按摩

※ 揉捏风池穴

位置:颈后两侧枕骨下方,发际两边大筋外侧凹陷处。

按摩方法:被按摩者取坐位,按摩者站在被按摩者的身后,一只手扶住被按摩者的前额,另一只手用拇指和食指分别置于被按摩者的风池穴处,揉捏半分钟左右,以局部有酸胀感为佳。

功效主治:此穴具有平肝息风、祛风解毒、通利官窍的作用。多用于治疗颈部不适所致的头晕、颈项强痛不适。

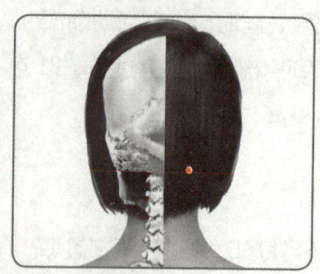 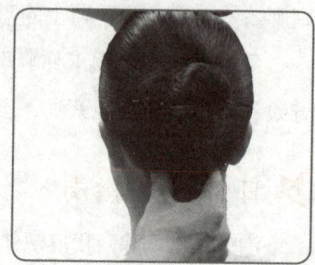

※ 按揉大椎穴

位置:位于颈椎根部,在第七颈椎下缘,鼓起最明显骨头的下缘。

按摩方法：被按摩者取坐位，低头，按摩者站于其身后，用大拇指顺时针方向按揉大椎穴约2分钟，然后逆时针按揉约2分钟，以局部感到酸胀为佳。

功效主治：此穴具有清热解表、益气壮阳、舒筋活络的作用。多用于治疗项背部劳损、肩部酸痛、手臂疼痛等。

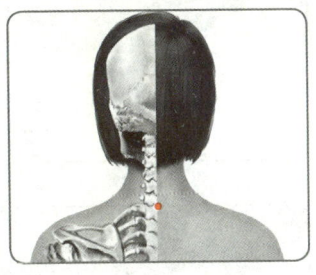 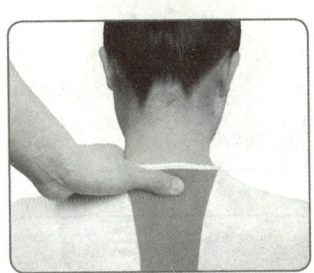

※ 按揉夹脊穴

位置：在腰背部，第一胸椎至第五腰椎两侧，后正中线旁开0.5寸，一侧17穴。

按摩方法：被按摩者俯卧，按摩者分别用两手拇指同时按揉夹脊穴各约30秒。

功效主治：此穴可以调节胸椎、腰椎与周围软组织的关系，对脊椎之间的对合关系紊乱也有不可忽视的调节作用。

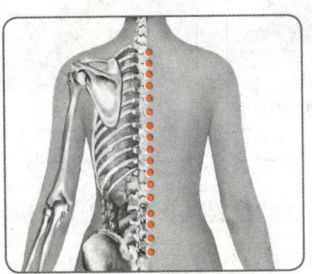 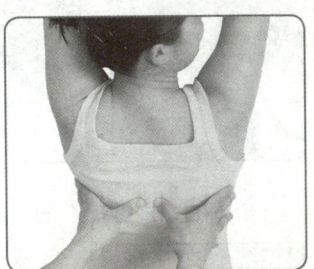

足底反射区按摩

步骤01：食指扣拳法顶压颈项（图01-1）、颈椎（图01-2）、胸椎（图01-3）、肝（图01-4）反射区各50次。

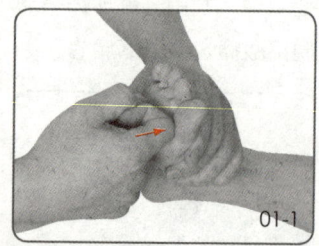
01-1

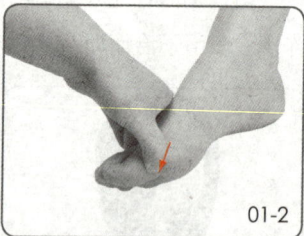
01-2

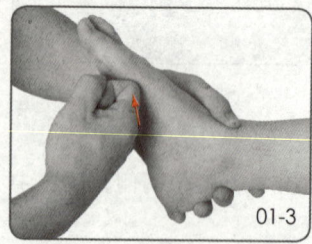
01-3

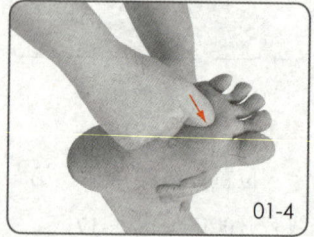
01-4

步骤02：食指扣拳法顶压肩（图02-1）、肩胛骨（图02-2）、斜方肌（图02-3）反射区各50次。

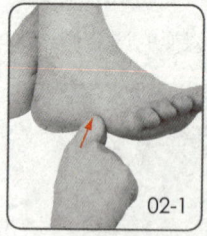
02-1

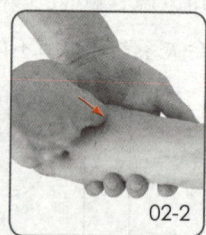
02-2

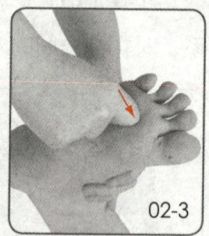
02-3

步骤03：食指扣拳法顶压头颈淋巴结（图03-1）、胸部淋巴结（图03-2）、下身淋巴结（图03-3）反射区各50次。

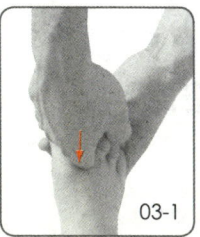
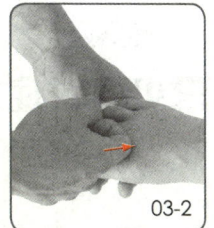
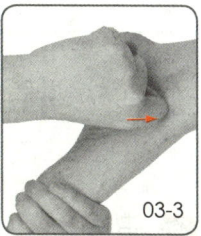

其他按摩方法

※ 拇指揉背部5条线

背部正中1条，两侧各2条。先健侧后患侧，从第1条线到第3条线依次进行。每条线从上而下，有痛点或摩擦感可稍用力。

※ 拨揉肩胛骨及其周围

在肩胛骨内缘及上角处以拇指拨揉3～5次；在肩井穴附近找到肌肉的缝隙拨揉3～5次。

※ 点揉枕下部与颈上段

在第2颈椎棘突旁找到痛点，用点揉或拨法按摩3～5次；在第5颈椎棘突旁找到痛点，用点揉或拨法按摩3～5次。

按摩时的注意事项

项背部劳损的按摩依项背部按摩基本程序进行操作，以劳损的局部痛点为重点，此处力量应稍大。

颈椎关节的扳法可用于深层软组织的劳损，以轻柔力量进行操作。正规的治疗建议寻求专业医师。

肩部常见病对症按摩

肩周炎

肩周炎全称为"肩关节周围炎",是关节囊和关节周围软组织的一种退行性、炎症性疾病,其炎症属无菌性炎症。肩部疼痛后向颈、肘部放射,也可呈肩部广泛性、静止性痛。症状主要为劳累后肩关节周围疼痛,逐渐出现不能后展、无法上举梳头等症状。

特效穴位按摩

※ 拿按肩髃穴

位置:平举上臂时,在肩峰前的凹陷处。

按摩方法:被按摩者取坐位,按摩者站于被按摩者一侧,大拇指顺时针按揉肩髃穴约2分钟,然后逆时针按揉约2分钟,以局部有酸胀感为佳。

功效主治:此穴具有舒经活络、疏散风热的作用。多用于治疗颈椎病、肩周炎、肩胛痛、臂痛、肩臂风湿痛等。

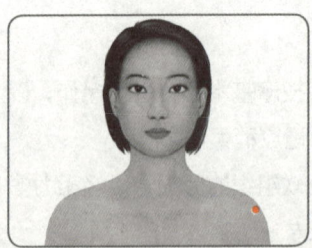
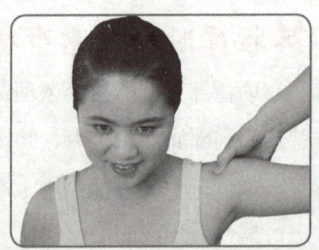

※ 按揉肩前穴

位置：肩部，在腋前皱襞顶端与肩髃穴连线的中点处。

按摩方法：用拇指肚面按揉患侧肩前穴2分钟，指下要实，力度适中，不可用蛮劲。以局部有酸胀感为佳。

功效主治：此穴具有通行气血、疏通经络的作用，多用于治疗肩臂痛、臂不能举、上肢瘫痪、肩臂内侧痛等。

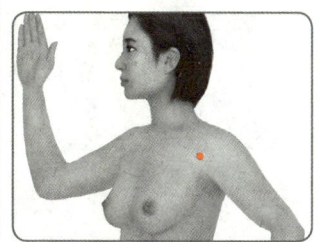 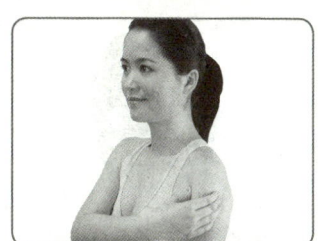

※ 按揉肩贞穴

位置：臂内收，在腋后纹头上1寸处。

按摩方法：被按摩者取坐位，按摩者站于被按摩者肩膀疼痛一侧，用大拇指顺时针按揉肩贞穴约2分钟，然后逆时针按揉约2分钟，以局部有酸胀感为佳。

功效主治：此穴具有清头聪耳、通经活络的作用。多用于治疗肩关节周围炎、脑血管病后遗症、上肢瘫痪等。

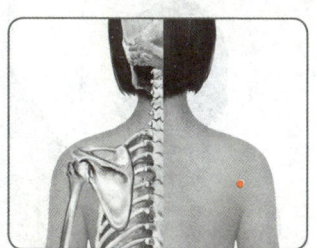 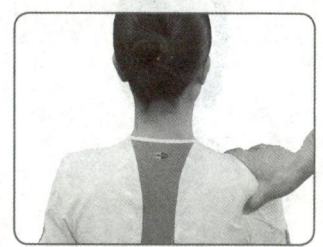

※ 按揉肩井穴

位置：在后颈根部第七颈椎与肩峰之间的中点处。

按摩方法：被按摩者取坐位，按摩者用双手拇指按压肩井穴约1分钟，然后按揉约2分钟，以局部感到酸胀为佳。

功效主治：此穴具有祛风清热、活络消肿的作用。多用于治疗肩背部酸痛、肩周炎、肩膀疼痛、颈项肌痉挛等。

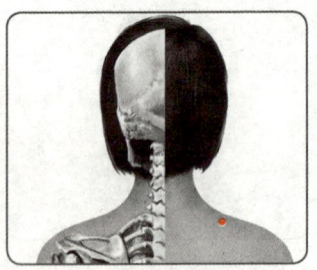
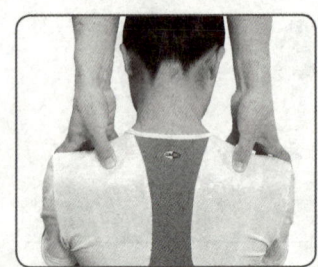

※ 按揉肩髎穴

位置：上臂外展90°时，肩部最高点后下缘的凹陷处。

按摩方法：被按摩者取坐位，按摩者用大拇指顺时针按揉穴位2分钟，再逆时针按揉2分钟，以局部酸胀为佳。

功效主治：此穴具有祛风湿、通经络的作用。多用于治疗肩周炎、肩膀疼痛、肩臂不能伸举、肩部肌肉萎缩等。

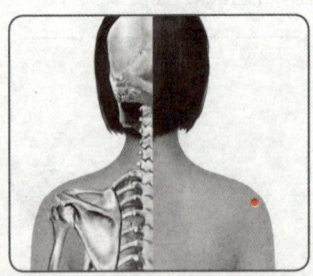
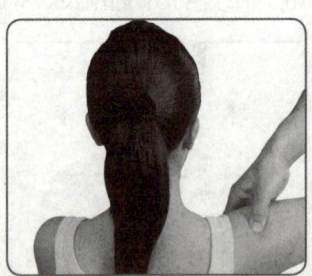

※ 按揉极泉穴

位置：举臂开腋，在腋窝中间取穴。

按摩方法：取坐位，用右手中指按于对侧极泉穴，用力按揉2分钟，以局部有酸胀感或电麻感向指端放射为佳。

功效主治：此穴具有散风活络、行气活血的作用。多用于治疗肩关节疼痛、肩周炎、上肢麻木、疼痛等。

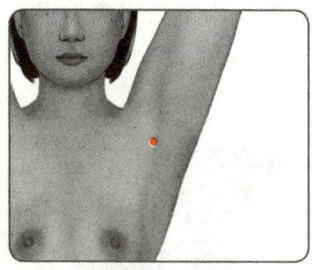
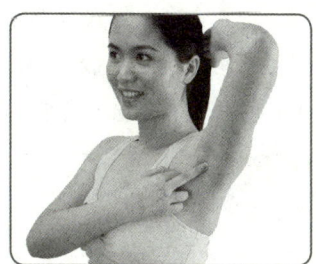

※ 按揉天宗穴

位置：位于肩胛骨冈下窝的中央。

按摩方法：被按摩者取俯卧，按摩者两手拇指先顺时针方向轻轻按揉天宗穴1分钟，然后逆时针方向按揉1分钟。

功效主治：此穴具有舒筋活络、理气消肿的作用。多用于治疗颈椎病、颈部僵痛、肩胛部疼痛、肩周炎等。

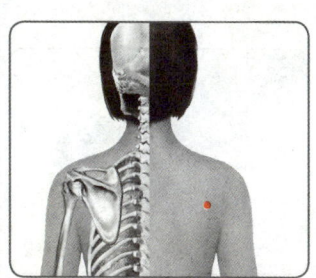
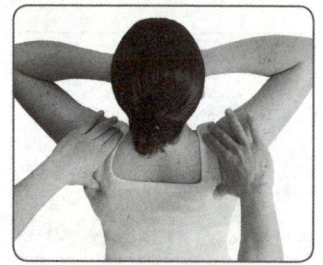

※ 按揉曲池穴

位置：屈曲肘关节，在肘横纹的外侧头与肱骨外髁上连线中点。

按摩方法：按摩者左手托住被按摩者手臂，用右手拇指顺时针方向按揉曲池穴2分钟，然后逆时针方向按揉2分钟，左右手交替，以局部感到酸胀为佳。

功效主治：此穴具有清热和营、降逆活络的作用。多用于治疗颈椎疼痛、肩周炎、上肢过电样疼痛、手臂麻木、肘关节炎、急性脑血管病后遗症等。

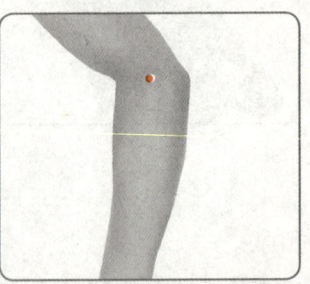
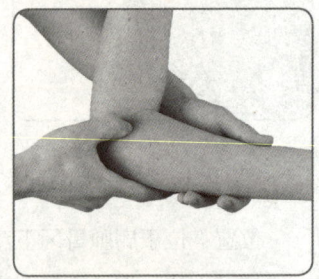

足底反射区按摩

步骤01：食指扣拳法顶压肩胛骨（图01-1）、斜方肌（图01-2）反射区各50次。

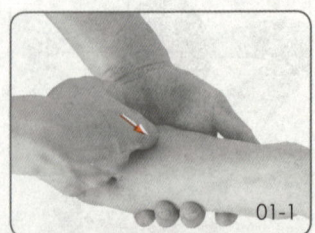
01-1
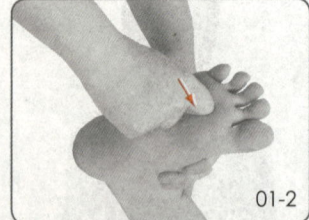
01-2

步骤02：用扣拳法和按揉法顶压和掐按颈项（图02-1）、肘（图02-2）、颈椎（图02-3）、胸椎（图02-4）反射区各50次。

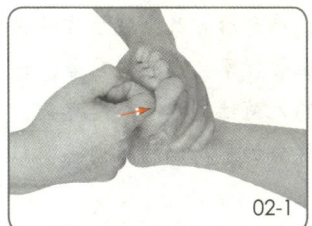

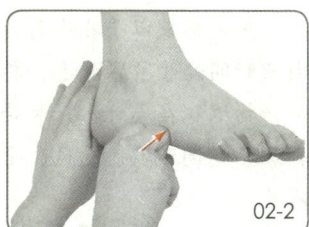

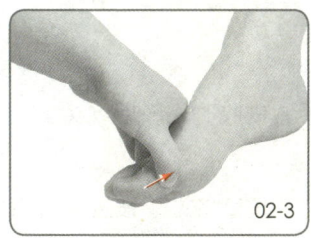

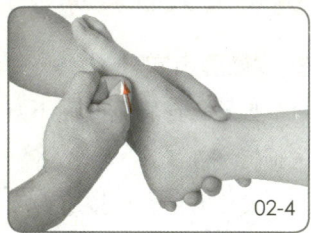

日常调理指南

红花油有活血化瘀、疏经通络、止痛的功效，肩膀疼痛的时候外搽红花油，然后揉摩肩膀，可缓解疼痛。

治疗期间，免提重物，注意局部保暖。局部可配合热敷，每天1次，每次10分钟。水温不要过高，以免烫伤。

肩周炎治疗过程，有"三分治，七分练"之说，所以每日宜自我锻炼10分钟，方法有"蝎子爬墙"、背后拉手等。

肩部肌肉劳损

肩部肌肉劳损主要出现在肩部的后方区域,特别是肩胛骨的后方及外侧的肌肉更容易出现劳损状况。长期使用鼠标或以手指击打键盘,肩部后方及上肢后方的肌肉长时间处于紧张状态,局部血管痉挛,血液供应差,代谢产物堆积在局部,产生局部的无菌性炎症而引起疼痛,再加上空调环境、受风、受寒更会加重局部的肌肉痉挛与疼痛。

特效穴位按摩

※ 按揉肩贞穴

位置:在肩关节后下方,手臂内收时,腋后纹头上一大拇指宽处。

按摩方法:被按摩者取坐位,按摩者站于被按摩者肩膀疼痛一侧,大拇指顺时针方向按揉肩贞穴约2分钟,然后逆时针方向按揉约2分钟,以局部感到酸胀为佳。

功效主治:此穴具有清头聪耳、通经活络的作用。多用于治疗肩周炎、肩膀疼痛、肩臂不能伸举、肩部肌肉萎缩、肩部肌肉劳损等。

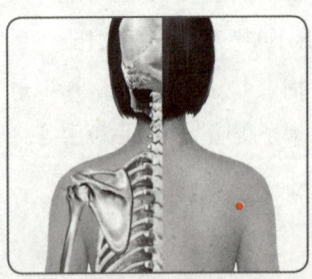 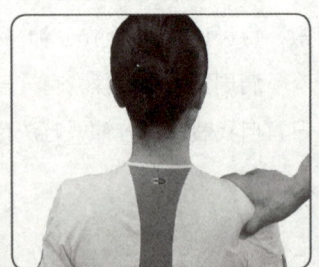

🌸 足底反射区按摩

步骤01：食指扣拳法顶压肩（图01-1）、肩胛骨（图01-2）、斜方肌（图01-3）反射区各50次。

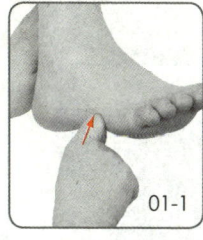

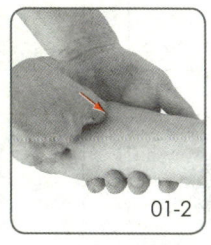

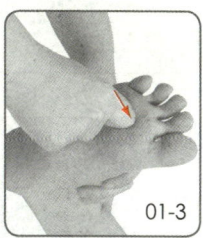

步骤02：用扣拳法、顶压法和按揉法，按颈项（图02-1）、肘（图02-2）、颈椎（图02-3）、胸椎（图02-4）、肝（图02-5）、脾（图02-6）、肺（图02-7）反射区各50次。

步骤03：食指扣拳法顶压颈部淋巴结反射区50次。

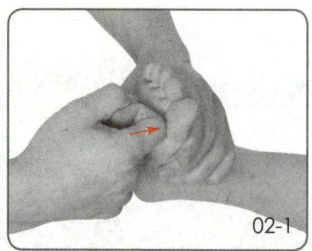

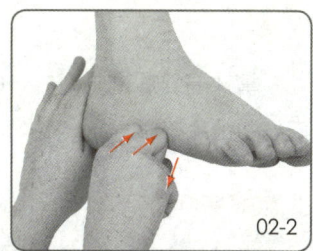

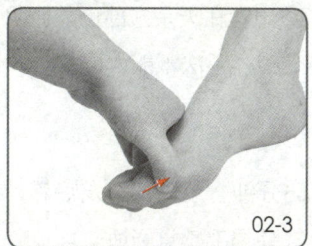

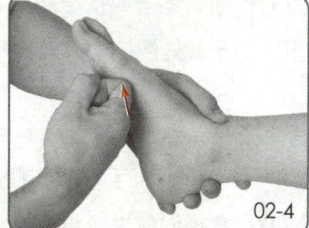

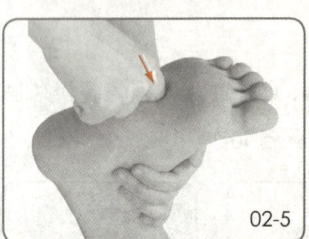
02-5

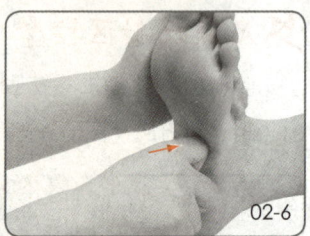
02-6

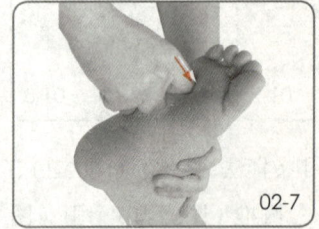
02-7

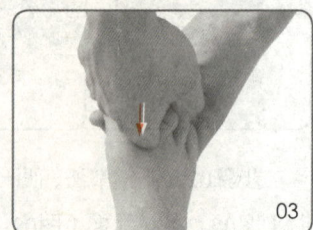
03

❧ 其他按摩方法

※ 掌揉肩部后方

掌揉肩部后方肌肉5～10分钟，肩胛骨后方及外侧有肌肉处要重点按揉。

※ 点揉肩胛骨后方

拇指从肩胛骨后方的内侧开始点揉，逐渐移至肩胛骨后方的外侧，逐一寻找压痛点。多数患者在天宗穴部位酸痛明显。由于此处肌肉薄，较为敏感，点揉手法不能太重。

※ 拿揉肩部

取坐位，双手拿揉一侧肩部5分钟，至肩部有发热感，注意在拿揉时应进一步放松肌肉，使局部感觉舒适。

肩部急性扭伤

肩部运动时，因动作不协调或用力过大，引起肩部的疼痛，肩部活动时疼痛出现或加重，即为肩部急性扭伤。肩部急性损伤多发生在肌腱部分。肩部常见的急性扭伤有肱二头肌长头肌腱腱鞘炎和冈上肌肌腱炎。

特效穴位按摩

※ 按压肩髃穴

位置：手掌向下，把手臂从侧方抬高，在手臂平举的状态下，肩峰前下部有一凹陷处，此凹点即是肩髃，左右各一。

按摩方法：被按摩者取坐位，按摩者用双手手掌包住肩头，以大拇指指腹按压该穴3分钟，至局部有发热感。

功效主治：此穴具有通经活络、消肿止痛的作用。肩周炎、肩部扭伤的患者，揉压肩髃部位可立刻减缓疼痛。

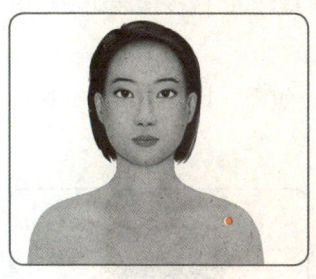 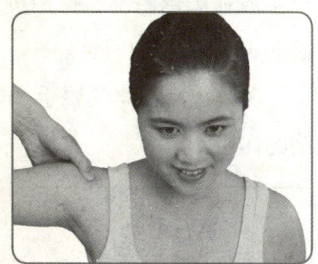

※ 按揉肩贞穴

位置：位于肩关节后下方，手臂内收时，在腋后纹头上大拇指一指宽处。

按摩方法：被按摩者取坐位，按摩者站于被按摩者肩膀疼痛一侧，大拇指顺时针方向按揉肩贞穴约2分钟，然后逆时针方向按揉约2分钟，以局部感到酸胀为佳。

功效主治：此穴多用于治疗肩周炎、肩膀疼痛、肩臂不能伸举等。

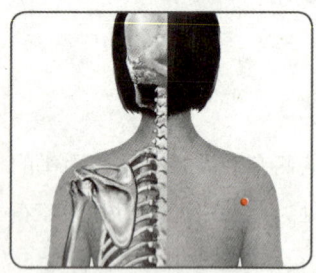 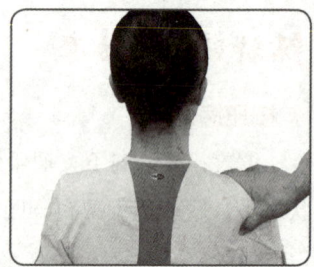

※ 按揉肩髎穴

位置：肩部，肩关节外展时于肩峰后下方呈现凹陷处。

按摩方法：按摩者一手扶被按摩者伤臂稍微外展，另一手放在患侧肩部，拇指按住肩髎穴，做按揉活动或尽量摇动肩关节，约1分钟。

功效主治：此穴属手少阳三焦经，具有祛风湿、通经络的作用。

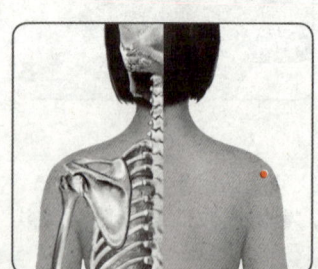 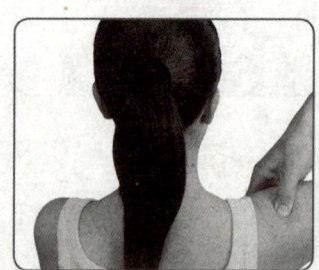

足部反射区按摩

步骤01：食指扣拳法顶压颈部淋巴结反射区50次。

步骤02：拇指指腹推压法推按颈椎（图02-1）、胸椎（图02-2）反射区各30次。

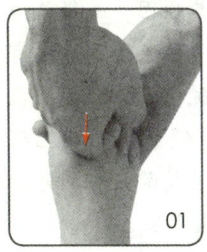 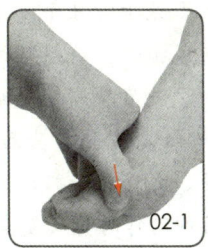 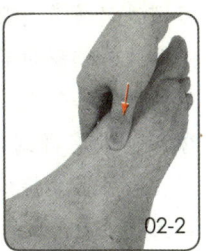

按摩时的注意事项

按摩时注意不要采用粗暴动作，以免增加损伤程度。急性期尽量避免直接按摩扭伤处，可在远端进行按摩。对于疼痛剧烈者，按摩时可先配合湿热敷和耳穴按摩法进行治疗，以缓解疼痛和痉挛。

肩部急性扭伤紧急处理

肩膀扭伤后，要立即进行冷处理——用冷水冲局部或用毛巾包裹冰块冷敷，然后用绷带适当用力包裹损伤部位，防止肿胀。在放松损伤部位肌肉并抬高伤肢的同时，可服用一些止疼、止血类药物。24～48小时后拆除包扎。

根据伤情，可外贴活血和消肿胀膏药，可适当热敷或用较轻的手法对损伤局部进行按摩。同时可选用正红花油、云香精等，于痛处擦揉，每天2～3次。

习惯性肩关节脱位

肩关节脱位常常发生在手臂向后猛力扭转时,这时肱骨头就会被拉出关节窝,引起难以忍受的疼痛而且会阻碍肩膀的运动。麻、肿和皮肤变色都有可能会发生。习惯性肩关节前脱位多见于青壮年,究其原因,一般认为是首次外伤脱位后造成损伤,虽经复位,但未得到适当有效的固定和休息。由于关节囊撕裂或撕脱,软骨盂唇及盂缘损伤没有得到良好修复,肱骨头后外侧凹陷等病理改变,使关节变得松弛。之后在轻微外力下或做某些动作,如上肢外展外旋和后伸动作时易反复发生脱位。

特效穴位按摩

※ 按揉极泉穴

位置:举臂开腋,在腋窝中间取穴。

按摩方法:取坐位,上肢略外展,用左手或右手中指螺纹面按于对侧极泉穴,用力按揉2分钟,以局部有酸胀感或电麻感向指端放射为佳。

功效主治:经常按摩此穴可温经活血,祛寒除湿。能够改善上肢麻木、肩部肌肉僵硬、肩周炎、肩关节脱位等。

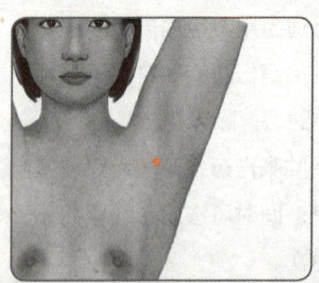
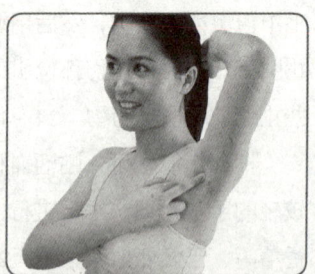

※ 按揉肩髃穴

位置：臂外展时，肩峰前下方向凹陷处。

按摩方法：被按摩者取坐位，按摩者用双手手掌包住肩头，以大拇指指腹按压该穴3分钟，至局部有发热感。

功效主治：此穴可舒经通络，活血镇痛。能够改善肩部肿胀、肌肉萎缩、风湿性肩关节炎，预防肩关节脱位等。

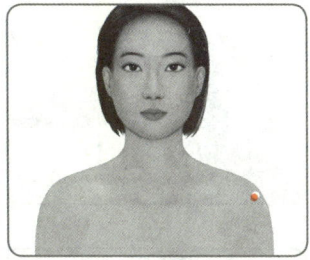
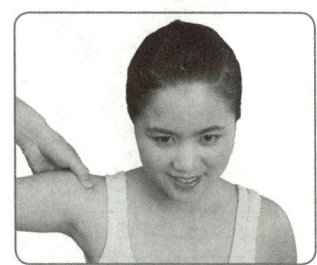

足底反射区按摩

步骤01：食指扣拳法顶压颈椎（图01-1）、颈项（图01-2）、肩胛骨（图01-3）反射区各50次。

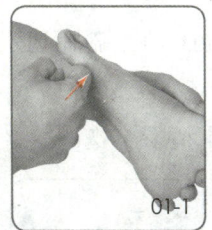
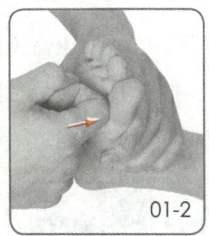
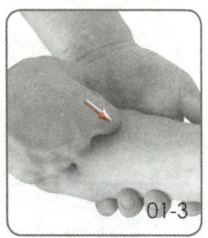

步骤02：食指（或食指中指）扣拳法顶压肩（图02-1）、斜方肌（图02-2）、头颈淋巴结（图02-3）、肘（图02-4）、甲状旁腺（图02-5）、肾上腺（图02-6）反射区各50次。

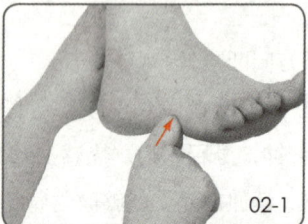
02-1

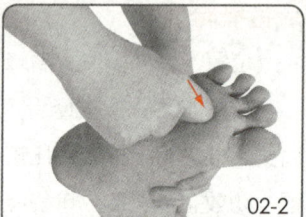
02-2

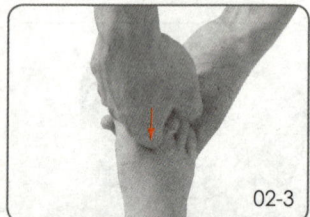
02-3

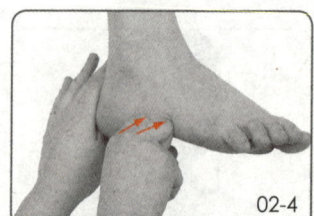
02-4

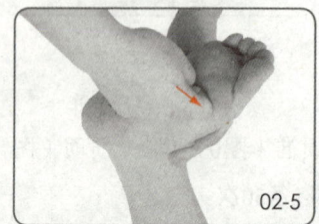
02-5

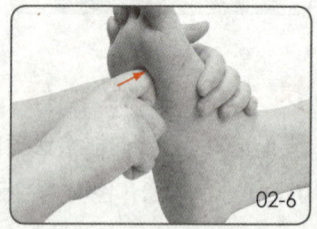
02-6

步骤03：食指扣拳法依次顶压肾（图03-1）、膀胱（图03-2）反射区各50次，按摩力度以局部胀痛为宜。

步骤04：拇指指腹推压法推按输尿管反射区50次。

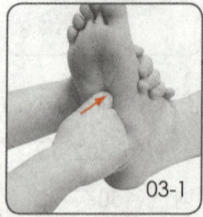
03-1

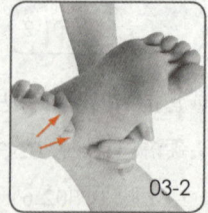
03-2

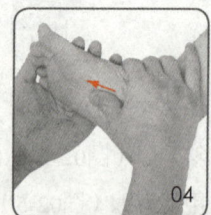
04

步骤05：食指扣拳法顶压胸椎（图05-1）、肝（图05-2）、脾（图05-3）、肺（图05-4）反射区各50次。

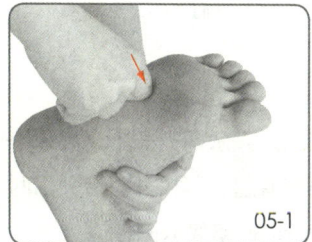
05-1

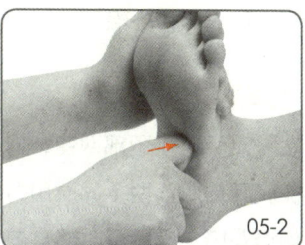
05-2

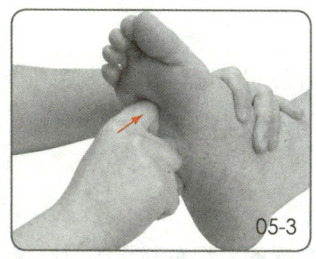
05-3

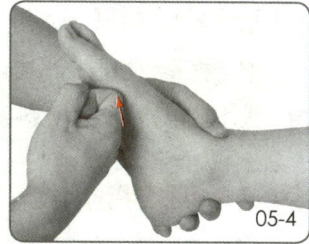
05-4

其他按摩方法

※ 双肩摩圈、拉抹

双手放在肩上，拇指向前，使虎口卡住两肩三角肌的部位。双手食指至小指同时向内打圈，至颈部，然后用力拉抹回至两肩三角肌的部位。

※ 沿肩胛骨抹大圈、拉抹双肩

双手指尖向下扣于双肩三角肌处，沿肩胛骨从外侧用力打一个大圈，拉抹至颈部，然后分别沿双肩向两侧用力拉抹至臂三角肌处回位。

※ 沿肩胛骨外缘抹大圈

双手全掌着力扣于颈部两侧，从颈部向下推至肩胛骨下缘，沿肩胛骨外缘两侧打大圈后，用力拉抹至颈部。

※ 提拿双肩、上臂

双手置于颈部两侧，拇指在上，其余四指在下，虎口卡住肩胛提肌。两手同时用力将肌肉拿起，再松开。自颈部两侧沿双肩、上臂至肘部拿按，然后沿原路线返回复位。

※ 叩击双肩、两臂

双手握拳，拇指、小指略伸直，虎口向上，以拇指、小指、大小鱼际外侧着力，抖腕，用爆发力叩击双肩、两臂。

日常调理指南

肩关节脱位复位后为了使受损的组织有充足的时间修复，肩关节应保持内收位固定，时间一般为2～3周。固定期间要克服一切不利于关节稳定的因素；经常检查绷带的松紧程度，应注意末梢循环，如果出现患肢青紫、高度肿胀，应及时到医院处理。

固定期间鼓励患者积极进行功能锻炼，进行肱二头肌、肱三头肌舒缩练习，活动肘、腕、手指关节。这样可以有效促进血液循环、消除肿胀。

肩关节脱位患者解除固定后进行功能锻炼时，应适当限制肩关节的外展外旋活动，不要做泼洗脸水、伸手高处取物、以毛巾展臂擦背等动作。

空调肩

夏季天气炎热，大多数人都躲在空调房里享受着空调带来的凉爽，但这同样也让我们的健康受到了影响。如果长时间待在空调房中，低温环境会造成人体血管收缩、血流不畅，导致颈肩部肌肉纤维受损、受冷，从而使肩部疼痛，尤其是老人以及常穿露肩、露背装的女性更为严重。

特效穴位按摩

※ 按揉肩贞穴

位置：肩关节后下方，手臂内收时，腋后纹头上一大拇指宽处。

按摩方法：被按摩者取坐位，按摩者站于被按摩者肩膀疼痛一侧，大拇指顺时针方向按揉肩贞穴约2分钟，然后逆时针方向按揉约2分钟，以局部感到酸胀为佳。

功效主治：经常按摩此穴可益气活血，补肝益肾。能够改善肩周炎、空调肩、肩膀疼痛、肩臂不能伸举、肩部肌肉萎缩等。

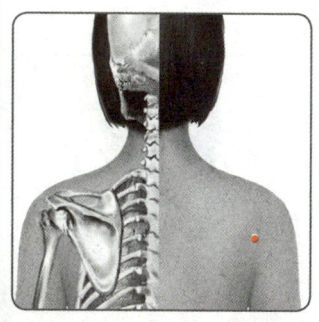
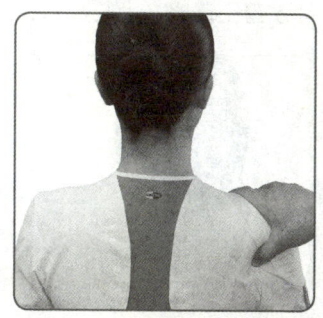

※ 按揉肩井穴

位置：后颈根部第七颈椎与肩峰之间的中点。

按摩方法：被按摩者取坐位，按摩者用双手拇指按压肩井穴约1分钟，然后按揉约2分钟，以局部感到酸胀为佳。

功效主治：经常按摩此穴可养阴清热，益气活血。能够改善空调肩、肩周炎、肩膀疼痛、肩臂不能伸举等。

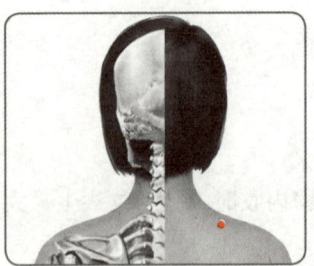
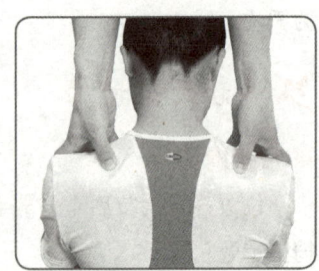

※ 按揉秉风穴

位置：肩胛骨冈上窝中央，举臂有凹陷处。

按摩方法：取坐位，用对侧食、中、无名三指按揉秉风穴2分钟，以肩背有酸胀、上肢发软无力为度。

功效主治：经常按摩此穴可散风活络，疏通经络。能够改善空调肩、上肢酸麻等肩胛、上肢病症。

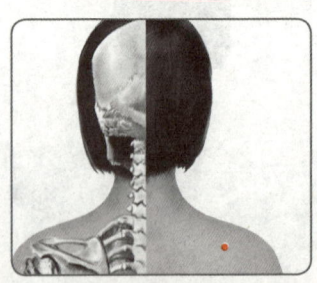
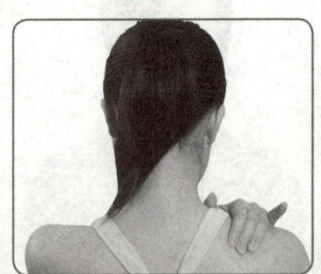

※ **按揉肩髎穴**

位置：位于肩部，肩髃后方，在肩关节外展时于肩峰后下方呈现凹陷处。

按摩方法：被按摩者取坐位或俯卧位，按摩者用大拇指按揉肩部的肩髎穴2分钟，以有酸痛感为宜。

功效主治：经常按摩此穴可温经活血，祛寒除湿，疏通经络。能够改善肩周炎、肩膀疼痛、肩臂不能伸举、空调肩、肩部肌肉萎缩等。

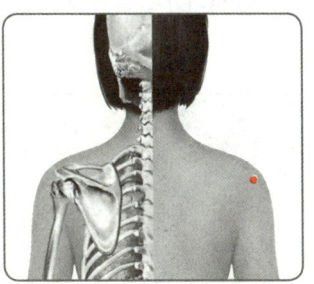 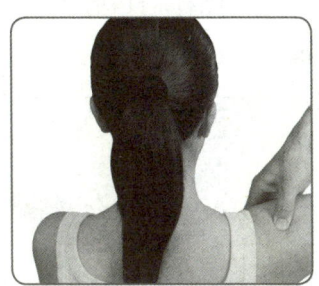

足底反射区按摩

步骤01：食指扣拳法依次顶压肾（图01-1）、膀胱（图01-2）反射区各50次，按摩力度以局部胀痛为宜。

步骤02：拇指指腹推压法推按输尿管反射区50次。

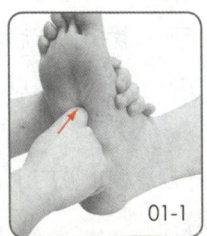 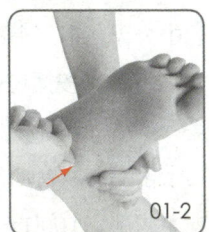 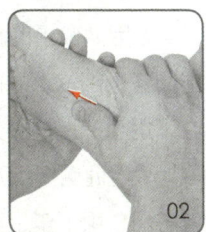

01-1　　01-2　　02

步骤03：食指扣拳法顶压肾上腺（图03-1）、颈项（图03-2）、肩胛骨（图03-3）反射区各50次。

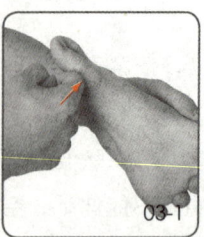
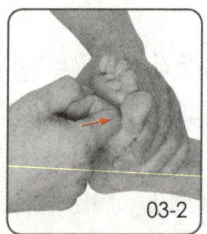
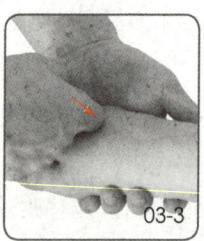

步骤04：食指扣拳法顶压肩（图04-1）、斜方肌（图04-2）反射区各50次。

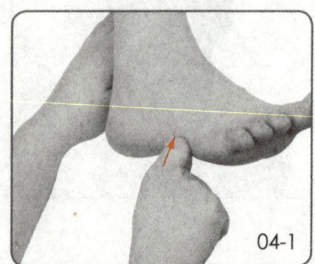
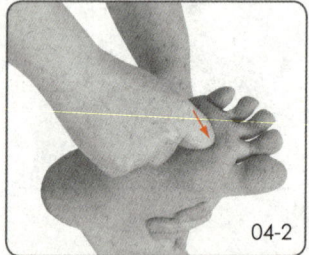

🦋 其他按摩方法

1. 用健侧的拇指或手掌自上而下地按揉患侧肩关节的前部及外侧间1~2分钟，在局部痛点处可以用拇指点按片刻。

2. 用健侧手的食、中、无名指三指的指腹按揉肩关节后部的各个部位，时间1~2分钟，按揉过程中发现有局部痛点亦可用手指点按片刻。

3. 用健侧拇指及其余手指的联合动作揉捏患侧上肢的上臂肌肉，由下至上揉捏至肩部，时间1~2分钟。

4.用手掌自上而下地掌揉肩部1~2分钟，对于肩后部按摩不到的部位，可用拍打法进行按摩。

5.按摩者站在被按摩者的左侧，双手五指自然并拢、平伸，全掌着力于背部自上向下，自内向外至肩胛骨外缘抚摸大圈后复位。

6.以一手的大拇指与其余四指对合用力，从上到下拿捏患侧肩周0.5~1分钟。具有温经祛寒、通络止痛的功效。

按摩时的注意事项

按摩时，有些患者容易入睡，应取毛巾盖好，以防着凉，注意室温。当风之处，不要按摩。

日常调理指南

不要在午夜、凌晨洗冷水澡，或长期待在房间里吹空调，否则会使局部血管收缩，有碍组织代谢。

睡觉时不可俯睡，枕头不可以过高、过硬或过平。

注意肩部保暖，不要经常穿露肩、露背装。

可以烧制一些热姜汤，加少许盐和醋，将毛巾浸湿拧干，敷于患处，反复数次，也能缓解疼痛。

腰背部常见病对症按摩

背肌筋膜炎

背肌筋膜炎是发生于背部肌肉、筋膜等组织的一种非特异性炎症。本病的主要表现为颈、肩和背部疼痛僵硬,颈部活动不灵,肩臂酸困及麻木等,与天气变化有关。患处肌肉发僵、压之酸痛或触及索状物,揉压时患者感到舒适,症状减轻。多无肌力和肌腱反射的改变,化验检查可有血象增高,X线检查一般无异常发现。

特效穴位按摩

※ 按揉胃俞穴

位置:背部,在第十二胸椎棘突下旁开二横指宽处。

按摩方法:取坐位或站位,双手握空拳揉擦胃俞穴约50次,擦至局部有热感为佳。

功效主治:经常按摩此穴可和胃健脾,理中降逆。能够促进背部的血液循环,改善背肌筋膜炎。

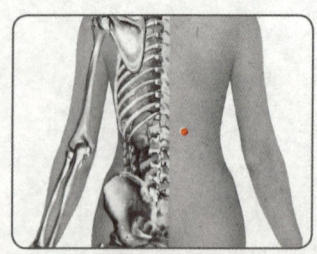
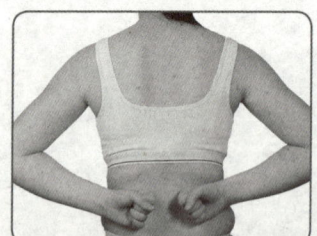

※ 按揉肝俞穴

位置：背部，在第九胸椎棘突下旁开二横指宽处。

按摩方法：取坐位或站位，两手握拳，用四指的掌指关节突起部点揉肝俞穴约2分钟，以局部有酸胀感为佳。

功效主治：经常按摩此穴可疏肝利胆，理气和胃，通络止痛。能够改善背肌筋膜炎、腰背痛。

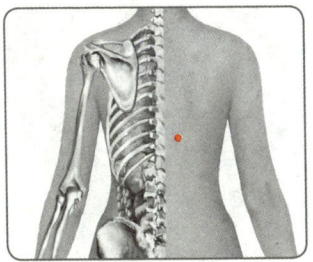
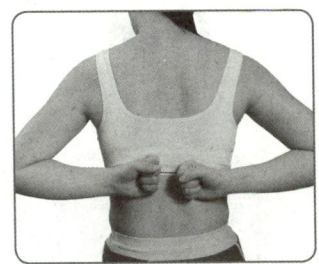

※ 按揉膈俞穴

位置：背部，第七胸椎棘突下旁开二横指宽处。

按摩方法：被按摩者取俯卧位，按摩者用两手拇指顺时针按揉膈俞穴2分钟，再逆时针按揉2分钟，以局部酸胀为宜。

功效主治：经常按摩此穴可理气宽胸，活血通脉。能够改善产后腰腹疼痛、肩背肌筋膜炎等。

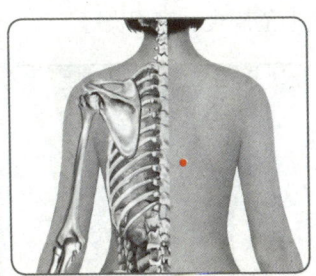
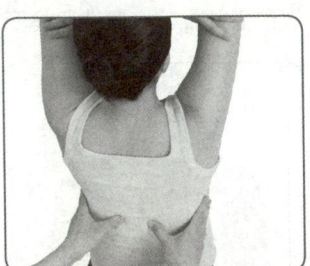

※ 按揉大杼穴

位置：肩胛骨内侧，第一胸椎棘突下旁开二横指宽处。

按摩方法：被按摩者取坐位或俯卧位，按摩者双手拇指顺时针方向按揉该穴约2分钟，以局部发热为度。

功效主治：经常按摩此穴可强筋骨，清邪热。能够改善颈椎病、腰背肌痉挛、背肌筋膜炎、关节骨质增生等。

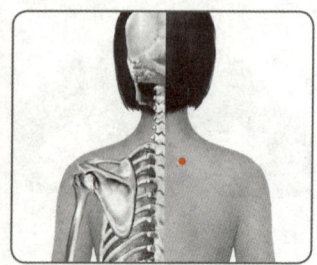 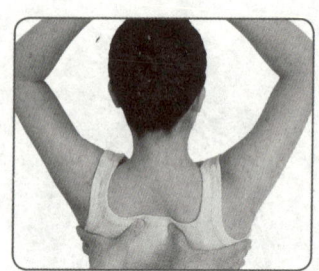

※ 按揉厥阴俞穴

位置：肩胛骨内侧，第四胸椎棘突下旁开二横指宽处。

按摩方法：被按摩者取坐位或俯卧位，按摩者双手拇指顺时针按揉该穴位2分钟，再逆时针按揉2分钟，以局部发热为度。

功效主治：经常按摩此穴可宽胸理气，活血止痛。能够改善颈椎病、腰背肌痉挛、背肌筋膜炎、肩周炎等。

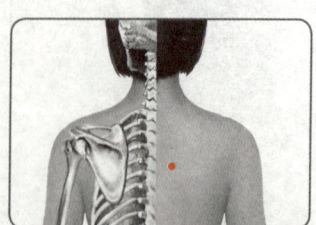 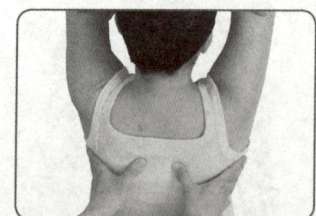

※ 点揉胆俞穴

位置：肩胛骨内侧，第十胸椎棘突下旁开二横指宽处。

按摩方法：取坐位或立位，两手握拳，用四指掌指关节突起部点揉胆俞穴约2分钟，以局部有酸胀感为佳。

功效主治：经常按摩此穴可疏肝利胆，清热化湿。能够改善腰背痛、背肌筋膜炎等。

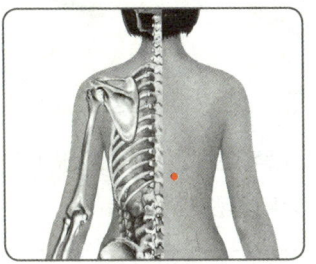
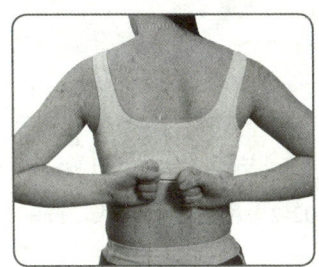

※ 按揉脾俞穴

位置：位于背部第十一胸椎棘突下旁开二横指宽处。

按摩方法：取立位，双手握拳用食指掌指关节突按揉穴位；或握空拳揉擦穴位30～50次，擦至局部有热感为佳。

功效主治：经常按摩此穴可健脾和胃，利湿升清。能够改善腰背痛、背部肌肉萎缩、背肌筋膜炎等。

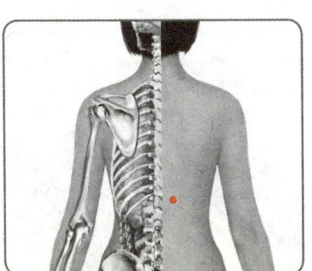
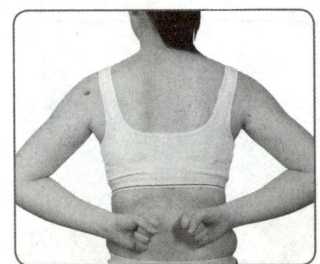

足底反射区按摩

步骤01：拇指指腹推压法推按坐骨神经（图01-1），食指扣拳法顶压肩（图01-2）反射区各50次。

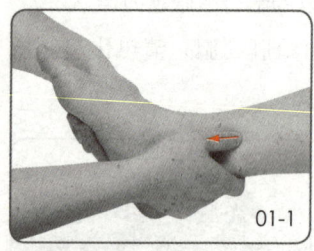

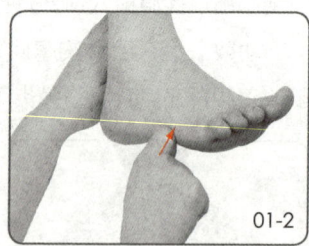

步骤02：食指扣拳法依次顶压肾（图02-1）、膀胱（图02-2）反射区各50次，按摩力度以局部胀痛为宜。

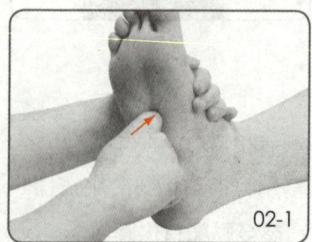

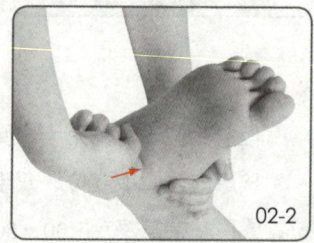

步骤03：拇指指腹推压法推按输尿管反射区50次。

步骤04：拇指指腹推压法推按肺反射区50次。

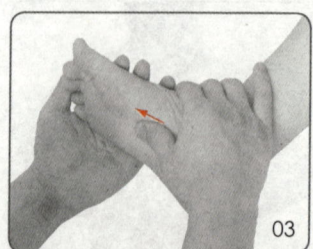

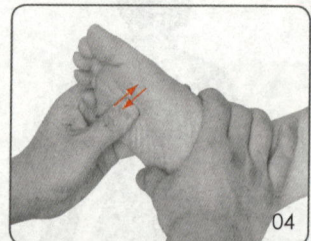

步骤05：向足跟方向依序用拇指指腹推压法推按颈椎（图05-1）、胸椎（图05-2）反射区各50次。

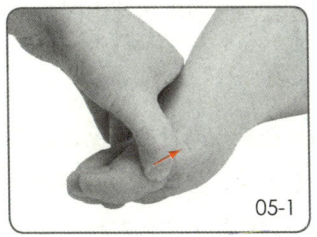

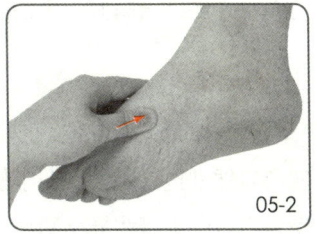

步骤06：食指扣拳法顶压头颈淋巴结（图06-1）、胸部淋巴结（图06-2）反射区各50次。

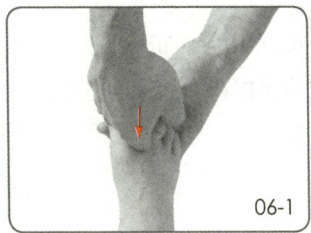

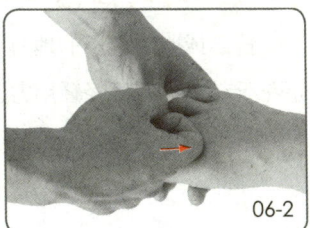

其他按摩方法

※ 掌推背部

被按摩者取俯卧位，按摩者站在被按摩者的左侧，手横位。双手全掌着力于臀部，从臀部沿脊椎向上推按至颈部；然后双手向外旋转，沿肩胛骨按抚至双腋内侧，最后指尖向上拉抚至臀部。

※ 深层扣提背部

被按摩者取俯卧位，按摩者站在被按摩者的左侧，双手四指并拢，微握拳，与拇指配合，如同双手各拿一个茶杯，其虎口向上。迅速抖腕，双手交替用爆发力叩击背部，在手与背部接触的一瞬间，手指用力捏住背部肌肉迅速上提。

※ 推按背部

被按摩者取俯卧位，按摩者站在被按摩者的左侧，双手四指自然并拢、平伸。左手按于右手上，全掌着力于尾骨上侧，用力向上直线推至颈部。再用同样的手法从左臀部推至左肩，从右臀部推至右肩。

按摩时的注意事项

背部或肌肉丰厚的地方，还可使用单手加压按法。也就是左手在下，右手轻轻用力压在左手指背上的一种方法；也可以右手在下，左手压在右手指背上。

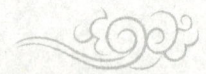

腰背痛

腰背痛是蓝领、白领最常见的疼痛症状之一。长时间维持一个姿势，腰背部的肌肉就会劳损，导致慢性或急性的肌肉炎症，从而出现腰背痛。其主要症状是久坐后或者久站后会有很明显的疼痛感，疼痛严重的不能弯腰捡东西，甚至不敢深呼吸。

特效穴位按摩

※ 按揉心俞穴

位置：位于肩胛骨内侧，在第五胸椎棘突下旁开二横指宽处。

按摩方法：取坐位，用中指指腹按于心俞穴，顺时针方向按揉2分钟，左右手交替。

功效主治：此穴具有宽胸理气、通络安神、扶正祛邪的作用。多用于辅助治疗肋间神经痛、背部软组织损伤、胸背痛等。

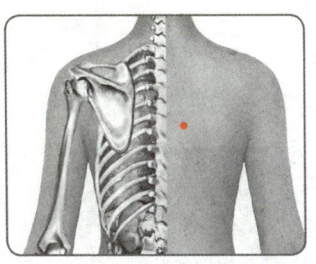 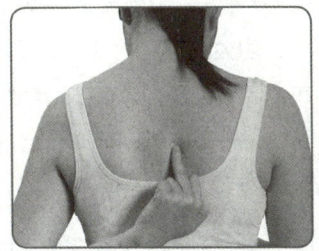

※ 按揉肝俞穴

位置：位于肩胛骨内侧，在第九胸椎棘突下旁开二横指宽处。

按摩方法：取坐位，两手握拳，用中指掌指关节突起部顺时针按揉肝俞穴2分钟，以局部产生酸胀感为度。

功效主治：此穴具有疏肝利胆、通络活血的作用。可用于治疗一切腰背部疼痛。

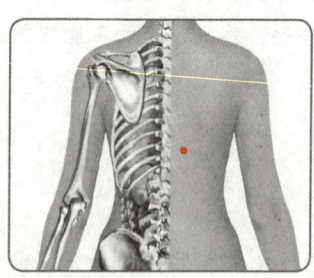
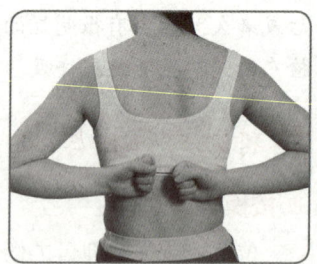

※ 按揉膈俞穴

位置：位于背部，在第七胸椎棘突下旁开二横指，平肩胛下角处。

按摩方法：被按摩者取俯卧位，按摩者站于一侧，两手拇指顺时针方向按揉两侧膈俞穴2分钟，再逆时针方向按揉2分钟，以局部按压有酸胀感为宜。

功效主治：此穴具有理气宽胸、活血通脉的作用。多用于治疗背部淤血疼痛、背部肌肉劳损、慢性出血性疾病等。

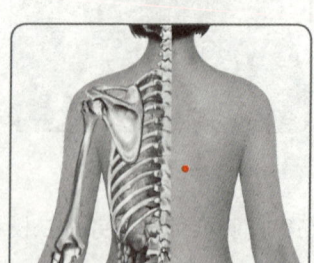
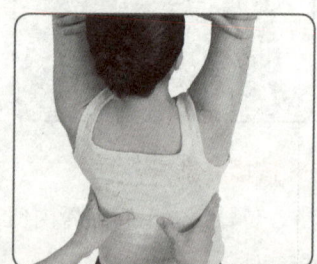

※ 按揉肾俞穴

位置：位于腰部，在第二腰椎棘突下旁开二横指宽处。

按摩方法：被按摩者取俯卧位，按摩者用两手拇指按压肾俞穴1分钟，再顺时针方向按揉1分钟，然后逆时针方向按揉1分钟，以局部感到酸胀为佳。

功效主治：此穴具有益肾助阳、强腰利水的作用。多用于治疗腰酸腿痛、腰肌劳损、腰椎间盘突出、背部软组织损伤等症。

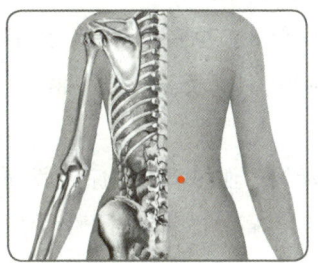
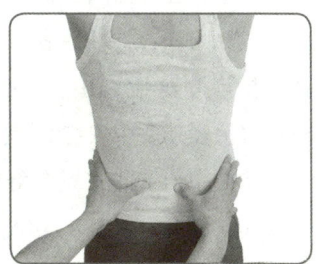

※ 揉擦八髎穴

位置：在骶椎上髎，分为上髎、次髎、中髎和下髎，左右共8个穴位，分别在第一、二、三、四骶后孔中，合称"八髎穴"。

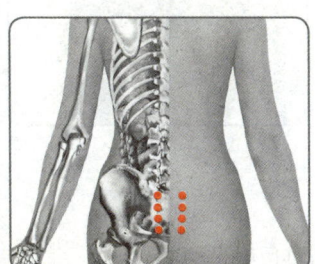
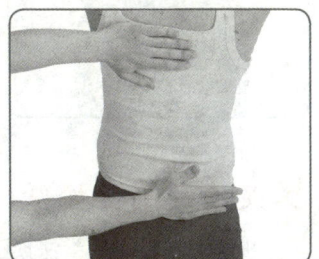

按摩方法：被按摩者俯卧，按摩者用一手紧贴骶部两侧八髎穴处，自上而下揉擦至尾骨两旁，约2分钟。以局部按压有酸胀感为宜。

功效主治：此穴具有补益下焦、强腰利湿的作用。多用于治疗腰骶部疼痛、腰背痛、腰骶关节炎、膝关节炎、坐骨神经痛、下肢瘫痪、小儿麻痹后遗症等。

※ 点按委中穴

位置：在膝盖后面，腘窝的正中央处。

按摩方法：被按摩者取俯卧位，按摩者用食指、拇指或中指点按委中穴10秒，然后放松3秒，反复进行5～8次，然后轻轻揉动委中穴约2分钟。

功效主治：此穴具有舒筋活络、泄热清暑、凉血解毒的作用。多用于治疗一切腰背部疼痛、腰酸腿痛、坐骨神经痛、脑血管病后遗症、风湿性膝关节炎、腓肠肌痉挛、下肢肿胀、全身疲劳等。

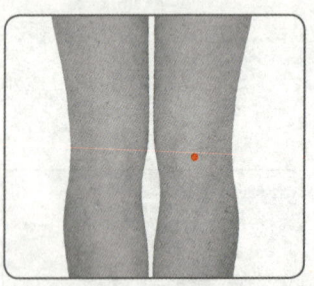 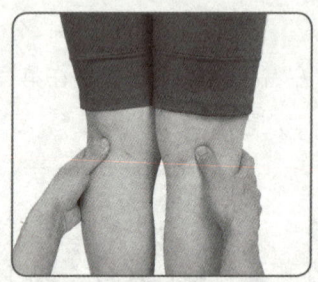

足底反射区按摩

步骤01：食指扣拳法顶压胸椎反射区50次。

步骤02：向足跟方向依序用拇指指腹推压法推按尾椎反射区30次。

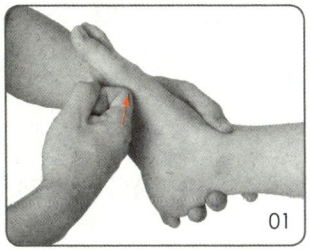
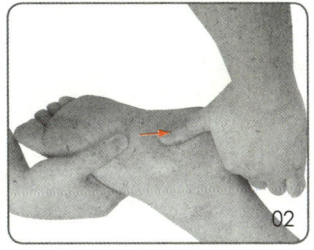

步骤03：拇指推压法推按髋关节（图03-1）、坐骨神经（图03-2）反射区各50次。

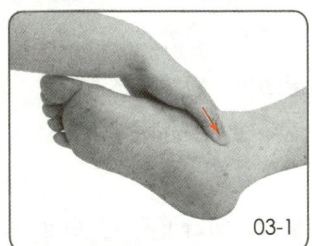
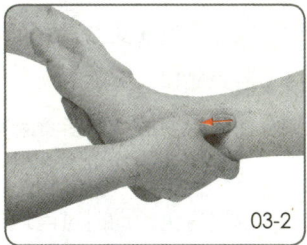

其他按摩方法

※ 背部

被按摩者俯卧，按摩者用双手掌以脊柱两侧为起点，向身体外侧呈弧状摩擦、推运，慢慢向腰部进展。反复10次。

※ 肩部

被按摩者俯卧，按摩者双手抓肩，用拇指指腹向腰部方向按压。反复10次。

※ 腰部

被按摩者俯卧，按摩者将双手以蝶形放在腰上，横向摩擦、按压。指尖到正侧部时，指尖不动，只用手掌滑动摩擦。反复10次。

※ 臀部

被按摩者俯卧，按摩者将双手以蝶形放在臀部，横向按压。反复10次。

日常调理指南

护腰带或腰部支撑物的使用，可限制脊椎和腰部的活动，减少机械性受力，从而可以矫正不良姿势。

避免碰撞、突然跳跃、扭转运动等，切勿攀高举重。

需预防便秘，可多食新鲜蔬果及高纤维食物。

女性尽量不穿高跟鞋。

尽量避免运动时过度地伸展腰背，如弯下、突然跃起、猛跳或抬高腿等。

长时间保持同一坐姿或站姿之后，应放松腰部，或伸展腰肢。

适度变换颈部、腰部的姿势，最好每工作1小时休息几分钟。

过于肥胖者，应该适当减肥以减少腰部的负担。

不宜选用过软的床垫，较硬的床垫对腰部有益。同时，尽量不要俯卧，俯卧对腰部不利。

腰肌劳损

腰肌劳损多发于成年人,是长时间在固定体位或不良姿势下工作引起的,或是由于急性腰肌扭伤未能修复,或反复多次的腰肌轻微损伤等原因引起的腰部酸痛。症状主要为腰部隐隐作痛,腰部两侧大肌肉都有酸痛感。受凉后腰部隐痛症状明显加重。

特效穴位按摩

※ 按揉命门穴

位置:位于腰部,在第二腰椎棘突下缘的凹陷中。

按摩方法:被按摩者取俯卧位,按摩者用大拇指顺时针方向按揉2分钟,然后逆时针方向按揉2分钟。

功效主治:此穴具有补肾壮阳、增强体质的作用。多用于治疗腰酸腿软、腰肌劳损、腰椎间盘突出、棘间韧带炎、下肢肿胀、全身疲劳等症。

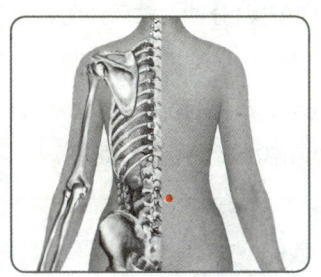
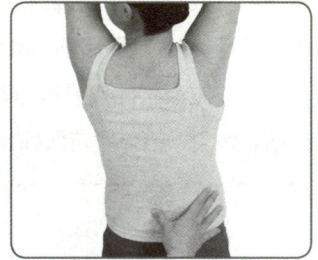

※ 按揉肾俞穴

位置:位于腰部,在第二腰椎棘突下旁开二横指宽处,左右各一穴。

按摩方法：被按摩者取俯卧位，按摩者用两手拇指按压肾俞穴1分钟，再顺时针方向按揉1分钟，然后逆时针方向按揉1分钟，以局部感到酸胀为佳，左右两边交替按摩。

功效主治：此穴具有益肾助阳、强腰利水的作用。多用于治疗腰酸腿痛、腰肌劳损、腰椎间盘突出症等。

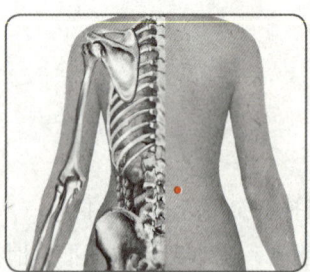
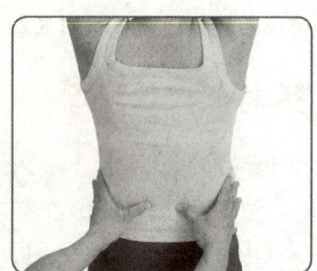

※ 按揉志室穴

位置：位于腰部，在第二腰椎棘突下旁开四横指宽处。

按摩方法：被按摩者取俯卧位，按摩者用两手拇指重叠按压志室穴1分钟，再顺时针方向按揉1分钟，然后逆时针方向按揉1分钟，以局部感到酸胀为佳，左右两边交替按摩。

功效主治：此穴具有益肾固精、清热利湿、强壮腰膝的作用。多用于治疗腰背酸痛、腰背部冷痛、腰肌劳损等。

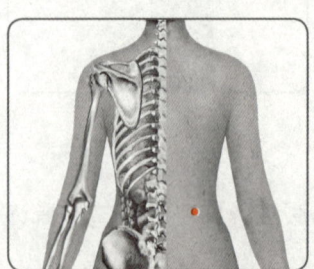
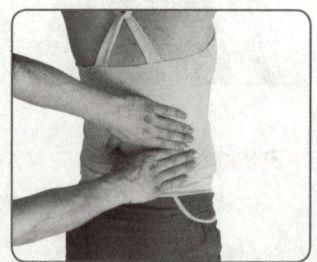

※ 按揉腰眼穴

位置：位于腰部，在第四腰椎棘突下旁开四横指宽处。

按摩方法：被按摩者取俯卧位，按摩者用两手拇指按压腰眼穴1分钟，再顺时针方向按揉1分钟，然后逆时针方向按揉1分钟。

功效主治：此穴具有强腰健肾的作用，多用于治疗腰背酸痛、腰肌劳损、腰部冷痛、急性腰扭伤、腰椎间盘突出症、腰椎管狭窄症等。

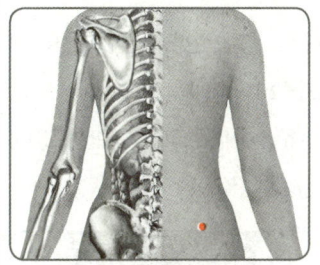
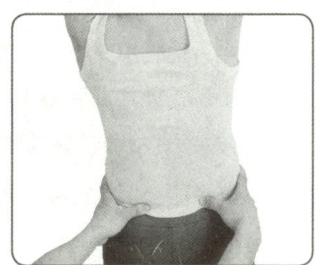

※ 揉擦八髎穴

位置：在骶椎上，分为上髎、次髎、中髎和下髎，左右共8个穴位，分别在第一、二、三、四骶后孔中，合称"八髎穴"。

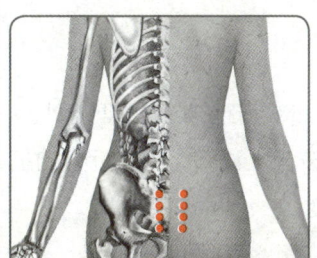
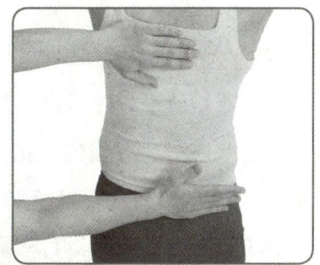

按摩方法：被按摩者取俯卧位，按摩者用一手紧贴骶部两侧八髎穴处，自上而下揉擦至尾骨两旁，约2分钟。以局部有酸胀感为宜。

功效主治：此穴具有补益下焦、强腰利湿的作用。多用于治疗腰骶部疼痛、腰背痛、腰骶关节炎、膝关节炎、坐骨神经痛等。

※ 按揉委中穴

位置：在腿部腘横纹中央。

按摩方法：取坐位，用中指或食指按于患侧委中穴（拇指于髌骨外侧或膝眼），按揉20～40次。

功效主治：此穴具有舒筋活络、泄热清暑、凉血解毒的作用。可治疗一切腰背部疼痛、腰酸腿疼、下肢痿痹等。

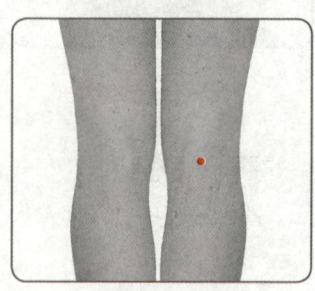
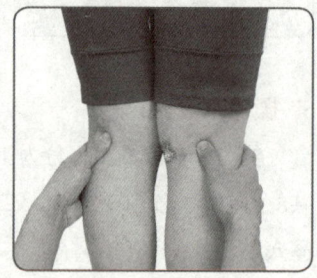

※ 按揉太溪穴

位置：位于内踝后方，在内踝尖与跟腱之间的凹陷处。

按摩方法：取坐位，拇指按于太溪穴，顺时针方向按揉2～3分钟，以局部酸胀感为度。

功效主治：此穴具有滋阴益肾、壮阳强腰的作用。

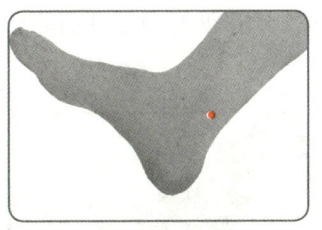
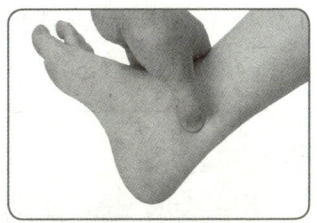

足底反射区按摩

步骤01：向足跟方向用拇指指腹推压法推按腰椎（图01-1）、骶椎（图01-2）反射区各50次。

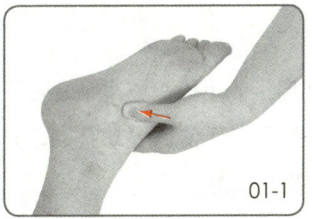
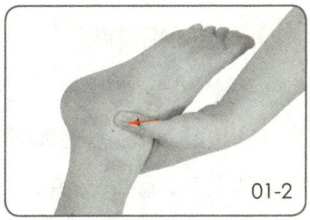

步骤02：食指扣拳法顶压生殖腺反射区50次。

步骤03：用食指中节桡侧面勾刮内尾骨反射区的后部；用食指近侧指间关节背侧突出部顶压跟骨内下角处；用食指中节勾刮内尾骨反射区的前部，注意勾刮的力度要均匀并逐次加重，以局部酸痛为好，每种操作方式各10次。

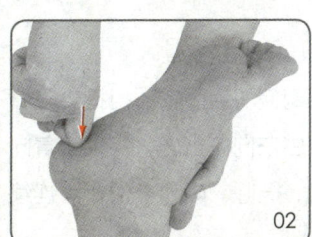
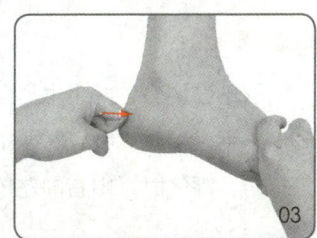

步骤04：拇指推压法推按髋关节（图04-1）、坐骨神经（图04-2）反射区各50次。

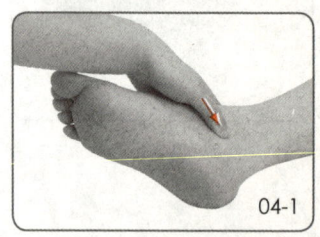

04-1

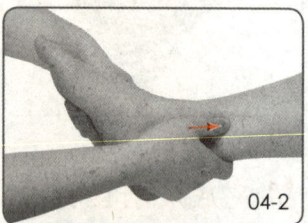

04-2

其他按摩方法

※ 揉按足太阳膀胱经

按摩者用一手掌根或大鱼际自上而下揉按被按摩者腰部脊柱两边足太阳膀胱经循行路线，另一手协助晃动腰椎，放松腰部肌肉，揉按5分钟，以局部感到微热为佳。

※ 擦膀胱经腰段（第一腰椎至第五腰椎段）

两手握空拳，用拳眼在腰部两侧膀胱经做上下往返摩擦50次，拳眼紧贴体表做上下往返摩擦，手法用力宜轻，节奏宜快。局部有明显温热并向深部透热，摩擦后即感腰部舒适，温热感可持续一定时间。

※ 旋腰转背

取站立姿势，两手上举至头两侧与肩同宽，拇指尖与眉同高，手心相对。吸气时，上体由左向右扭转，头也随着向后扭转，呼气时，由右向左扭动，一呼一吸为一次，可连续做8～32次。

※ 搓腰

按摩者两手手掌分别放在被按摩者两侧腰部的脊柱两旁，一上一下，不断搓擦，并配合以腰部活动。

※ 叉腰屈伸

站立，两手叉腰，两手拇指螺纹面按于腰眼穴，做腰部屈伸动作15～20次。腰部屈伸动作宜缓慢，特别是后伸动作要伸至最大限度，并持续片刻，也可配合叉腰做旋转腰部活动，向左旋转与向右旋转交替进行，运动后即感腰部轻松。

日常调理指南

在日常生活和工作中要注意纠正不良姿势，摆正腰姿。

注意自我调节，劳逸结合，经常变换各种体位以使腰部受力平衡，避免长期固定在一个动作上和强制的弯腰动作。

注意坐姿和劳动姿势，坐位时尽量向后靠住椅背，减少腰部软组织的受力。在工作中，每隔1小时稍事休息，避免腰部长时间保持一种姿势。

要注意腰部的保暖，尽量减少房事的次数。

床要睡硬板的，皮带系宽松些，经常热敷一下腰，并用手横擦腰部，要把热透进去。

在日常的生活和工作中要加强腰背肌肉的锻炼，如做一些前屈后伸，腰部左右侧弯回旋以及仰卧起坐的动作。肥胖者应减肥，以减轻腰部的负担。

加强腰背肌锻炼，如练习仰卧位直腿抬高。

急性腰扭伤

急性腰扭伤是腰部肌肉、筋膜、韧带等软组织因外力作用突然受到过度牵拉而引起的急性撕裂伤,常发生于搬抬重物、腰部肌肉强力收缩时。主要症状为腰部一侧或两侧剧烈疼痛,活动受限,不能翻身坐立和行走,常保持一定强迫姿势,腰肌和臀肌紧张痉挛或可触及条索状硬块。

特效穴位按摩

※ 按揉肾俞穴

位置:位于腰部,在第二腰椎棘突下旁开二横指宽处,左右各一穴。

按摩方法:被按摩者取俯卧位或坐位,按摩者用两手拇指重叠按压肾俞穴1分钟,再顺时针方向按揉1分钟,然后逆时针方向按揉1分钟,以局部感到酸胀为佳,左右两边交替按摩。

功效主治:此穴具有益肾助阳、强腰利水的作用。多用于治疗腰酸腿痛、腰肌劳损、腰椎间盘突出症、腰部扭伤、下肢肿胀、全身疲劳等。

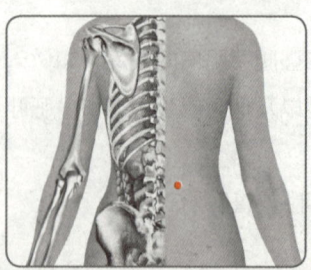
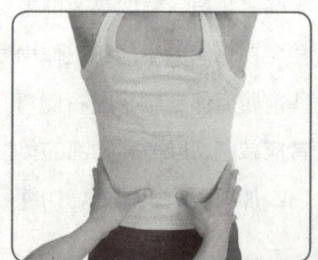

※ 按揉夹脊穴

位置：在腰背部，第一胸椎至第五腰椎两侧，后正中线旁开0.5寸，一侧17穴。

按摩方法：被按摩者取俯卧位，按摩者分别用两手拇指同时按揉夹脊穴约30秒。

功效主治：此穴具有疏通经络、扶正祛邪的作用。多用于治疗腰部扭伤、腰肌劳损、腰背部僵硬、全身疲劳等。

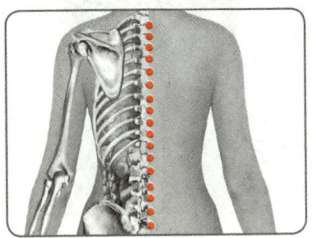
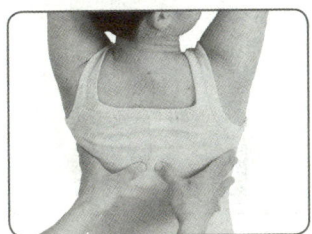

※ 按揉腰眼穴

位置：腰部，在第四腰椎棘突下旁开四横指宽处。

按摩方法：被按摩者取俯卧位，按摩者用两手拇指按压腰眼穴1分钟，再顺时针按揉1分钟，然后逆时针按揉1分钟。

功效主治：此穴具有强腰健肾的作用，多用于治疗腰背酸痛、腰肌劳损、腰部冷痛、急性腰扭伤等。

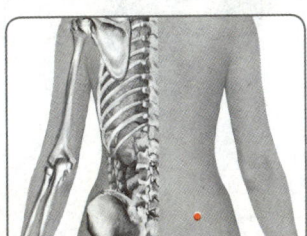
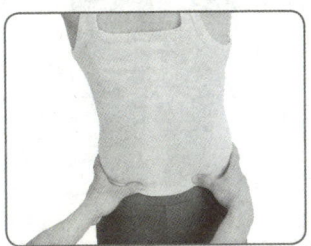

※ 点揉委中穴

位置：位于膝盖后面，在腘窝的正中央。

按摩方法：被按摩者取俯卧位，按摩者用两手拇指点按委中穴10秒，放松3秒，反复5～8次，再轻轻揉动约2分钟。

功效主治：此穴具有舒筋活络、泄热清暑、凉血解毒的作用。多用于治疗一切腰背部疼痛、腰扭伤、腰酸腿痛等。

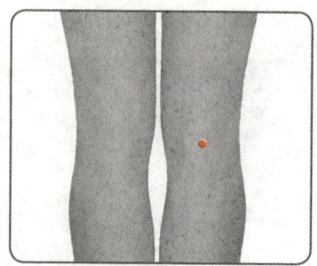 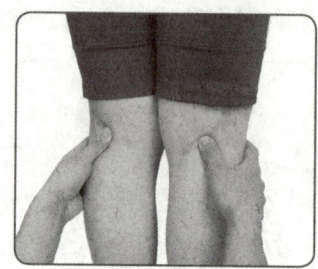

※ 点按承山穴

位置：跷脚趾，小腿肚下方"人"字形纹顶端凹陷处。

按摩方法：取坐位，拇指按于患侧承山穴，力量逐渐加重，一般按揉2～3分钟，以有酸胀感为度。

功效主治：此穴具有理气止痛、舒筋活络的作用。多用于治疗腰背疼痛、腰扭伤、坐骨神经痛等。

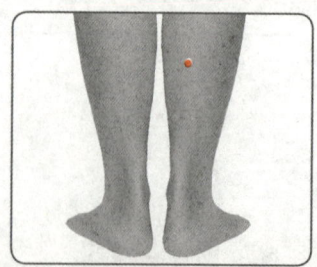 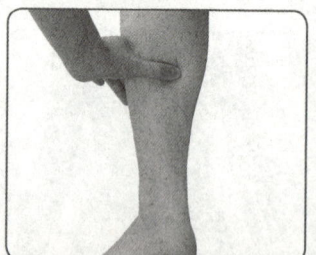

※ 揉擦八髎穴

位置：骶椎上，分上髎、次髎、中髎和下髎，左右共8个穴位，各在第一、二、三、四骶后孔中，合称"八髎穴"。

按摩方法：被按摩者取俯卧位，按摩者用一手紧贴骶部两侧八髎穴处，自上而下揉擦至尾骨两旁，约2分钟。

功效主治：此穴具有补益下焦、强腰利湿的作用。多用于治疗急性腰扭伤、腰骶部疼痛、腰酸腿痛等。

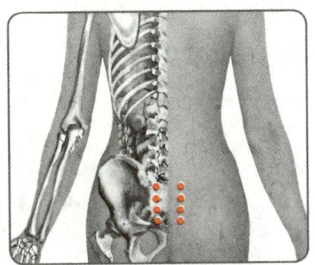
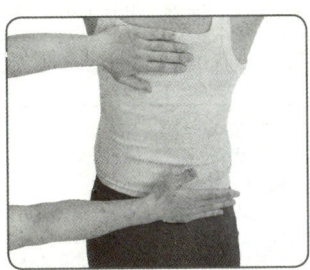

足底反射区按摩

步骤01：食指扣拳法顶压肾（图01-1）、膀胱（图01-2）反射区各50次，按摩力度以局部胀痛为宜。

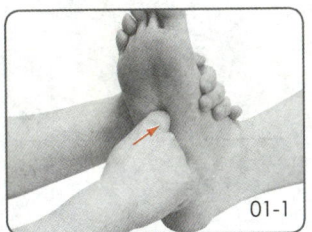
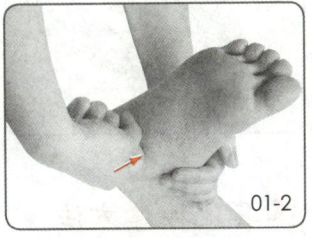

步骤02：拇指指腹推压法推按输尿管（图02-1）、肺（图02-2）反射区各50次。

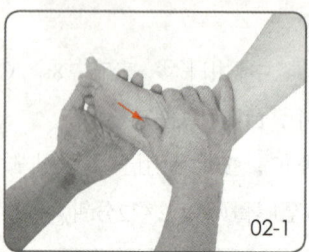
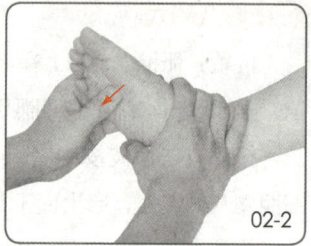

步骤03：向足跟方向用拇指指腹推压法推按胸椎（图03-1）、腰椎（图03-2）、骶椎（图03-3）反射区各50次。

步骤04：食指扣拳法顶压甲状旁腺50次。

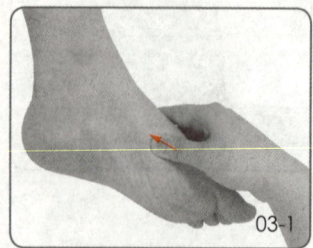
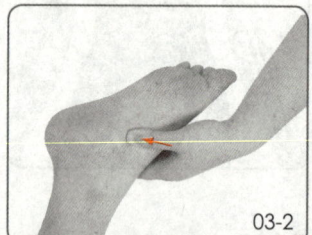
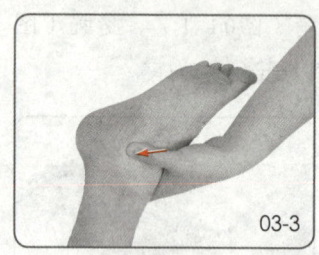
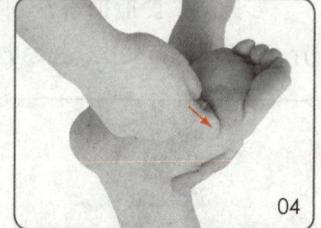

其他按摩方法

※ 揉按痛点，缓解腰肌痉挛

按摩者将双手拇指重叠，逐渐用力按揉被按摩者疼痛最明显的部位约5分钟，至被按摩者感到腰痛减轻、可以轻微活动为止。

※ 推揉舒筋法

以掌根着力，在腰部病变部位做半环揉压。从上至下，先健侧后患侧，边揉边移动，以腰部皮肤感到微热为宜。然后按摩者立于被按摩者右侧，以右手掌根部紧贴患者腰部皮肤，掌根用力，沿脊柱做鱼摆尾式推揉，由下而上，先健侧后患侧，重点放在患侧。反复推揉8～12次。

※ 推摩背部

两腿齐肩宽站好，上体稍后仰，两手掌从八髎穴向上至肝俞穴，来回推摩，然后再将两手拇指贴近脊柱两侧骶棘肌，做弹拨动作2分钟，最后用相同的方法，在同样部位反复推摩2分钟。

※ 按揉腘窝

被按摩者俯卧，下肢伸直，按摩者将一手中指屈曲，把屈曲时突出的部分置于腘窝处，揉动1～3分钟，再以掌心置于腘窝处轻揉1分钟。

按摩时的注意事项

腰扭伤疼痛明显者，很小的体位改变也会引发腰部的剧烈疼痛，因此应避免用掌揉等可能使患者身体摇晃的手法。可直接用小面积的拇指点、揉法查找痛点，找到后在痛点采用点、拨手法，往往可收到明显的效果。

腰椎间盘突出

腰椎间盘突出症是临床常见病，多发于20~40岁的中青年人，因腰椎间盘病变，或由于纤维环失去弹性，产生裂隙引起；或外力作用使椎间盘纤维环破裂，髓核脱出，压迫神经根产生腰腿痛等症状。主要发生在腰骶部，即腰部的下段。

特效穴位按摩

※ 点揉委中穴

位置：位于膝盖后面，在腘窝的正中央。

按摩方法：被按摩者取俯卧位，按摩者用两手食指、拇指或中指点按委中穴10秒，然后放松3秒，反复5~8次，然后轻轻揉动约2分钟。

功效主治：此穴具有舒筋活络、泄热清暑、凉血解毒的作用。多用于治疗腰椎间盘突出、腰扭伤、腰酸腿痛等。

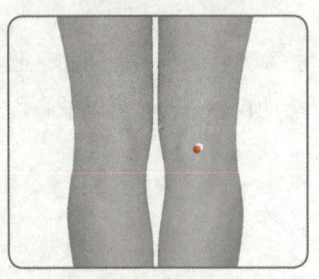
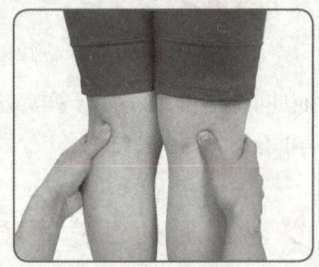

※ 揉擦八髎穴

位置：在骶椎上，分上髎、次髎、中髎和下髎，左右共8个穴位，分别在第一、二、三、四骶后孔中，合称"八髎穴"。

按摩方法：被按摩者取俯卧位，按摩者一手扶其腰部，另一手紧贴骶部两侧八髎穴处，手掌着力往返横擦骶骨八髎穴处2分钟。

功效主治：此穴具有清热利湿、调经止痛、通利二便的作用。治疗腰骶部疼痛、腰椎间盘突出等。

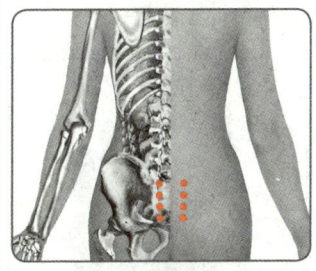
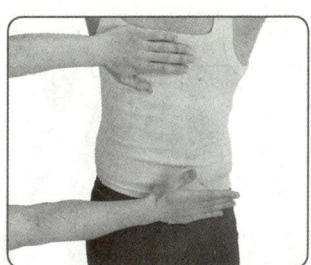

※ 按揉命门穴

位置：位于腰部，在第二腰椎棘突下缘的凹陷中。

按摩方法：被按摩者取俯卧位，按摩者用大拇指顺时针方向按揉2分钟，然后逆时针方向按揉2分钟。

功效主治：此穴具有补肾壮阳、增强体质的作用。多用于辅助治疗腰酸腿软、腰肌劳损、腰椎间盘突出、全身疲劳等症。

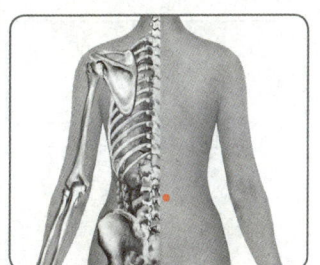
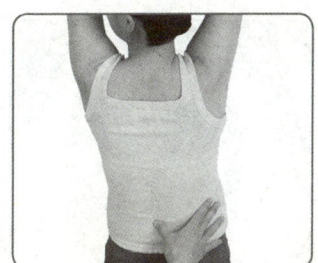

※ 点按会阳穴

位置：在尾骨端旁开一小指宽处。

按摩方法：被按摩者取俯卧位，按摩者用拇指轻轻点按会阳穴约2分钟，以局部有酸胀感为宜。

功效主治：此穴具有清热利湿、益肾固带的作用。多用于治疗腰椎间盘突出、腰背痛、坐骨神经痛等症。

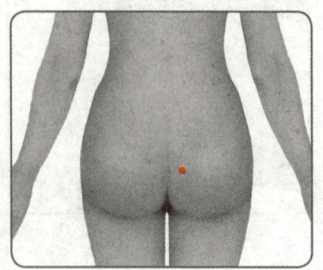 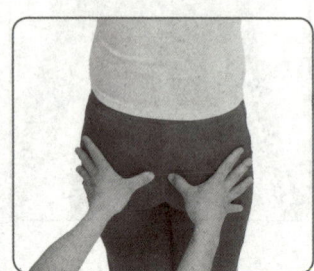

※ 擦腰俞穴

位置：位于骶部，在后正中线上，适对骶管裂孔处。

按摩方法：取站位，用右手中指点按腰俞穴，先顺时针方向压揉9次，再逆时针方向压揉9次，连做36次。

功效主治：此穴具有调经清热、散寒除湿的作用，多用于治疗腰脊疼痛、腰椎间盘突出、腰骶神经痛等症。

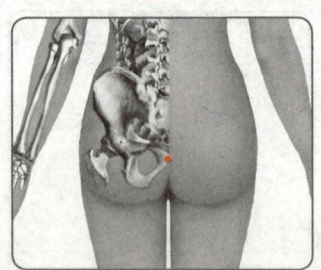 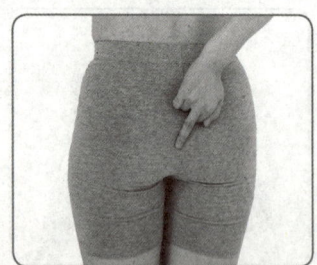

※ **按揉肾俞穴**

位置：位于腰部，在第二腰椎棘突下旁开二横指宽处，左右各一穴。

按摩方法：取坐位或立位，双手中指按于两侧肾俞穴，用力按揉30～50次，以局部有热感为佳。

功效主治：此穴具有益肾助阳、强腰利水的作用。多用于治疗腰酸腿痛、腰肌劳损、腰椎间盘突出、下肢肿胀、全身疲劳、月经不调等症。

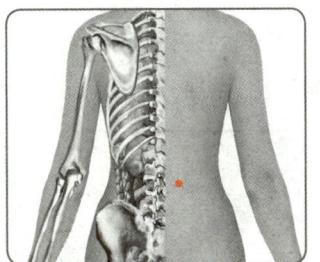
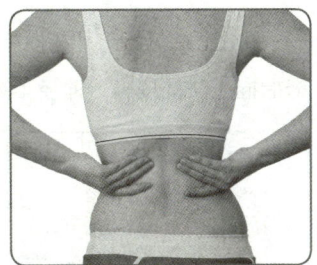

足底反射区按摩

步骤01：食指扣拳法依次顶压肾（图01-1）、膀胱（图01-2）、下身淋巴（图01-3）反射区各100次，按摩力度以局部胀痛为宜。

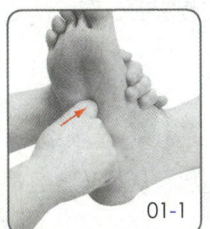
01-1

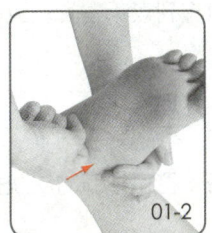
01-2

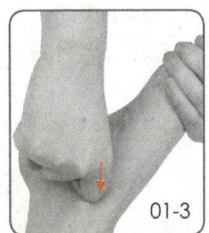
01-3

步骤02：拇指指腹推压法推按输尿管反射区100次。

步骤03：拇指指腹推压法向足跟方向依序推按腰椎（图03-1）、骶椎（图03-2）反射区各50次。

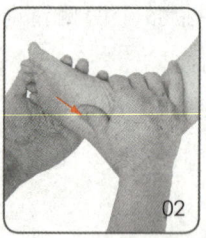
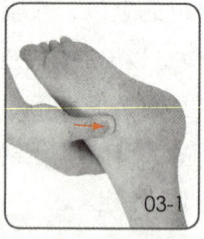
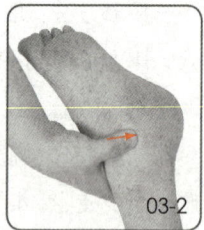

步骤04：食指、中指扣拳法同时推按髋关节（图04-1）、拇指推压法推按坐骨神经（图04-2）反射区各50次。

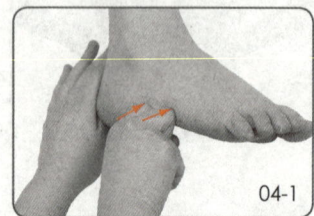
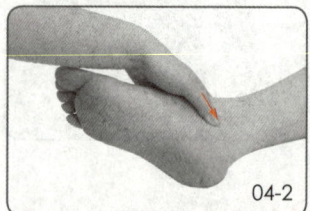

🌸 其他按摩方法

※ 温熨腰眼

双手搓热，一直搓到双手发烫，放在腰眼的位置，从上向下进行反复的搓擦。

※ 捏脊

用拇指和食指把脊柱正中间的皮肤提起，从与肚脐相对的地方一直到尾椎。

※ 摩揉腰部

双手握拳，拳眼冲上，用掌指关节顺时针和逆时针各揉腰部18圈。

按摩时的注意事项

处于急性腰椎间盘发作期的患者症状比较重，疼痛也比较剧烈，此时不宜进行按摩，应等病情有所缓解后再在局部做一些轻柔的手法，然后重点在下肢远端采用一些穴位治疗，这样可以取得一些明显的效果。

腰椎间盘突出症患者要注意自我保护，尽量坐高一点的凳子，弯腰不要太猛，上床、翻身等动作不能做得太快或太猛。

腰椎间盘突出症的发病季节性比较强，因此在换季的时候要注意，外出时最好系上护腰。

日常调理指南

注意保暖，避风寒，还应避免过度劳累和剧烈的运动。

不要长期弯腰、久坐，否则会使腰椎处于后弯状态，腰部肌肉韧带均处在紧张状态，增加腰椎间盘承受的压力，不利于腰椎间盘康复。

不要吃刺激性食物，因为腰椎间盘突出后对神经的压迫刺激，使神经对外界刺激的敏感性加强，生冷、烟酒等刺激性食物会加重神经的刺激，不利于缓解腰椎间盘突出症引起的疼痛。

腰椎管狭窄症

腰椎管狭窄症是导致腰痛及腰腿痛等常见腰椎病的病因之一，按部位可分为中央型（主椎管）狭窄症、侧方型（侧隐窝）狭窄症及神经根管狭窄症三大类，按病因可分为先天发育性及后天继发性两种。"间歇性跛行"是本症的临床特征，表现为安静或休息时常无症状，行走一段距离后出现下肢痛、麻木、无力等症状，需蹲下或坐下休息一段时间后，方能继续行走。随病情加重，行走的距离越来越短，需休息的时间越来越长。

特效穴位按摩

※ 按揉志室穴

位置：腰部，第二腰椎棘突下旁开四横指宽处。

按摩方法：被按摩者俯卧，按摩者用两手拇指重叠按压志室穴1分钟，再顺时针方向按揉1分钟，然后逆时针方向按揉1分钟，以局部感到酸胀为佳，左右两边交替按摩。

功效主治：经常按摩此穴可益肾固精，清热利湿，强健腰膝。能够改善腰背酸痛、腰背部冷痛、腰肌劳损、第三腰椎横突综合征、腰椎管狭窄症、下肢瘫痪等。

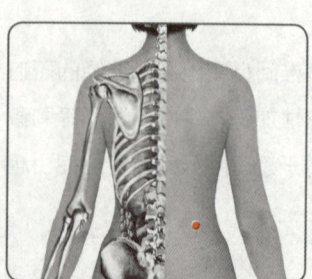
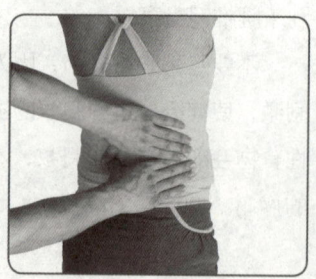

※ 按揉阳陵泉穴

位置：膝盖斜下方，小腿外侧腓骨小头前下方凹陷中。

按摩方法：被按摩者取仰卧位或侧卧位，按摩者用大拇指顺时针按揉阳陵泉穴约2分钟，再逆时针按揉约2分钟。

功效主治：经常按摩此穴可舒肝利胆，强健腰膝。能够改善腰椎管狭窄症、落枕、腰扭伤、坐骨神经痛等。

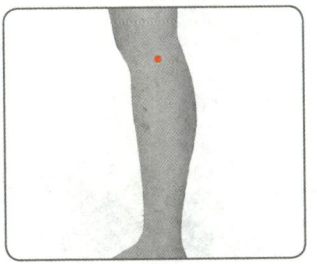
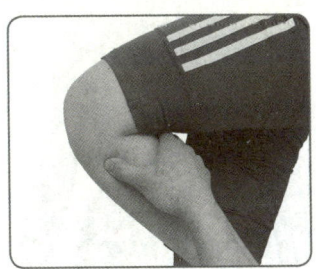

※ 按揉肾俞穴

位置：腰部，第二腰椎棘突下旁开二横指宽处。

按摩方法：取坐位或立位，双手中指按于两侧肾俞穴，用力按揉30～50次。

功效主治：经常按摩此穴可益气活血，祛风散寒。能够改善腰肌劳损、腰椎间盘突出症、腰椎管狭窄症等。

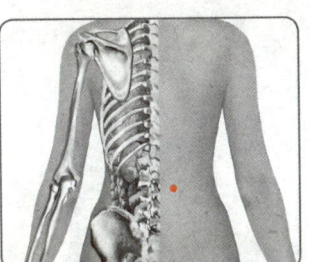
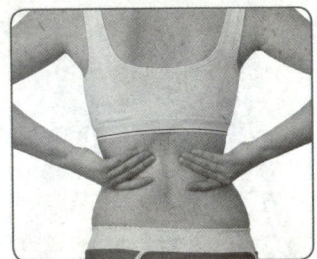

※ 按揉腰眼穴

位置：腰部，第四腰椎棘突下旁开四横指宽处。

按摩方法：被按摩者俯卧，按摩者用两手拇指按压腰眼穴1分钟，再顺时针按揉1分钟，逆时针按揉1分钟。

功效主治：经常按摩此穴可强腰健肾。能够改善腰背酸痛、腰肌劳损、腰椎间盘突出症、腰椎管狭窄症等。

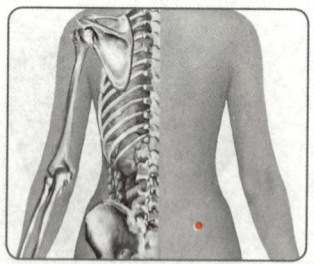
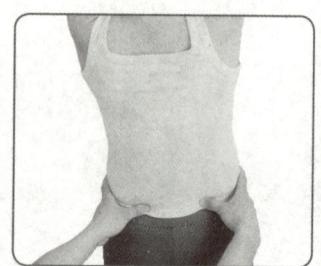

※ 按揉三焦俞穴

位置：腰部，第一腰椎棘突下旁开二横指宽处。

按摩方法：被按摩者俯卧，按摩者用两手大拇指顺时针方向按揉三焦俞约2分钟，然后逆时针方向按揉约2分钟，以局部有酸胀感为佳。

功效主治：经常按摩此穴可调理三焦，利水强腰。

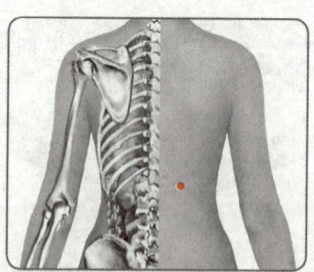
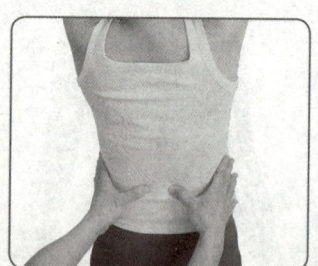

足底反射区按摩

步骤01：食指扣拳法依次顶压肝（图01-1）、肾上腺（图01-2）反射区各50次，以局部胀痛为宜。

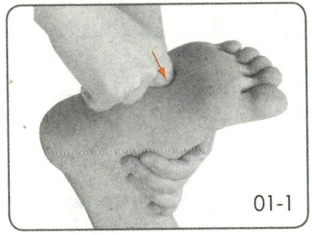

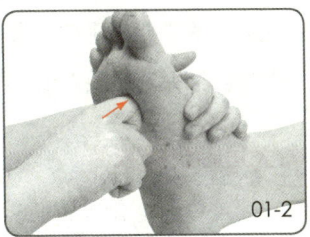

步骤02：拇指指腹推压法推按肺反射区50次。

步骤03：食指扣拳法顶压腹腔神经丛反射区各20次。

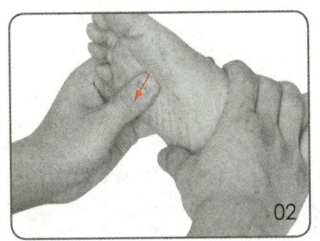

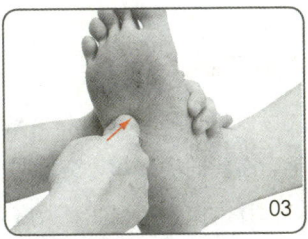

步骤04：向足跟方向依序用拇指指腹推压法推按腰椎（图04-1）、骶椎（图04-2）反射区各30次。

步骤05：食指扣拳顶压法顶压脾反射区50次。

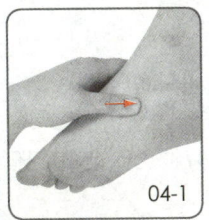

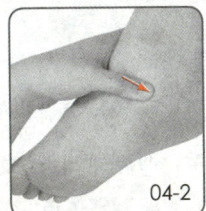

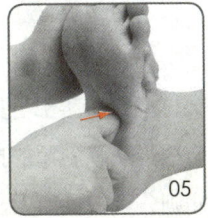

其他按摩方法

※ 掌推腰部

被按摩者取俯卧位。掌推左侧时，按摩者站在被按摩者的左侧。双手自然平伸，掌根着力于腰部，向腰部迅速交替用力推。推完一侧换站位，再推另一侧。

※ 大鱼际旋揉腰部

被按摩者取俯卧位。按摩者站在被按摩者的左侧，双手自然平伸，同时用大鱼际着力于腰部，旋转手腕，使用腕力，在原部位做环状摩擦后，缓慢位移，直至皮肤发热为止。

※ 轻叩腰部

被按摩者取俯卧位。按摩者站在被按摩者的左侧，双手自然弯曲虚握拳，交替叩击腰椎两侧部位。在抖腕瞬间叩击，并迅速弹起，注意力度要轻。

※ 按揉腰部

被按摩者取俯卧位。按摩者站在被按摩者的左侧，掌根部紧贴于腰部皮肤，做环状按揉，直至皮肤发热为止。

※ 按揉腰痛点

握拳在腰部寻找压痛点，用第一指间关节或第二掌指关节进行从轻到重的按摩，时间一般为1～2分钟。如有数点压痛则分别按揉。要注意随时调整体位。

※ 叩腰

双手握拳，用拳的桡侧面依次叩击腰部1~2分钟。有很好的活血化瘀作用。如有不便，还可以用拍子等拍打腰部1~2分钟。

按摩时的注意事项

处于急性期时，疼痛加剧，活动受限，按摩时力度不宜太重，可用较为温和的手法进行按摩，如搽法、揉法、推法、按法等，但应避免强力推扳腰椎。

日常调理指南

疼痛剧烈时，除治疗外，应卧硬床休息1~2周。

腰部保暖，腰围护腰。即使是三伏天，在有空调的室内，也要注意别让冷气直吹腰部。

腰椎管狭窄的治疗是一个漫长的过程，病程长，功能恢复慢，经济负担重，容易使患者出现心理负担，因此应当使患者作好长期治疗与康复训练的思想准备，树立治疗疾病的信心，增强与疾病斗争的勇气，保持乐观的心态。

随着年龄的增长，引起腰椎管狭窄的退行性改变就会发生，没有有效的措施可以预防腰椎管狭窄症。保持良好的坐姿和站姿，积极锻炼腰背部肌肉有助于减缓腰椎管狭窄的退行性改变，进而减缓腰椎管狭窄症的发生。

要选择合适的鞋，如果鞋子不合适，会使站姿不稳，从而使腰痛恶化。

慢性下腰痛

引起慢性下腰痛的原因很多。除腰部本身的病变外，还与年龄、性别、发育、体质、运动姿势是否正确、运动的熟练程度等有关。总的说来源于两部分：一部分患者是由于急性腰肌扭伤，未经及时合理治疗，形成慢性腰肌创伤性瘢痕及粘连，使腰部肌肉力量减弱而发生疼痛；另一部分患者可由长期积累性创伤造成。大多数患者与职业性体位有一定的关系。如果不注意合理的运动及锻炼，日久容易形成潜在、积累性组织损伤。

特效穴位按摩

※ 揉擦八髎穴

位置：在骶椎上，分上髎、次髎、中髎和下髎，左右共8个穴位，分别在第一、二、三、四骶后孔中，合称"八髎穴"。

按摩方法：取坐位，用掌揉法或擦法自上而下揉擦至尾骨两旁约2分钟，使局部有酸胀感。

功效主治：经常按摩此穴可调理下焦，通经活络，强腰利湿。能够改善腰骶部疼痛、腰骶关节炎、膝关节炎、坐骨神经痛、下肢瘫痪、小儿麻痹后遗症等。

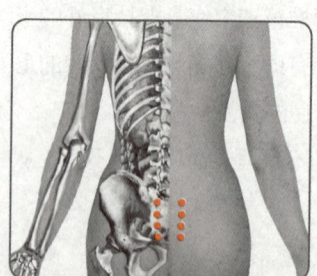
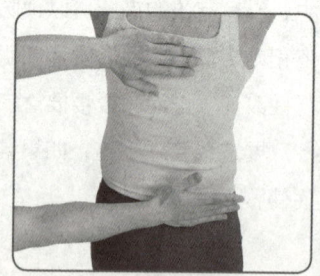

※ 按摩膀胱俞穴

位置：骶部，在骶正中嵴旁1.5寸，平第二骶后孔处。

按摩方法：取俯卧位，用大拇指点按膀胱俞，向内做环形旋转按摩，以局部酸胀为佳。

功效主治：经常按摩此穴可清热利湿，通经活络。能够改善腰骶神经痛、坐骨神经痛等。

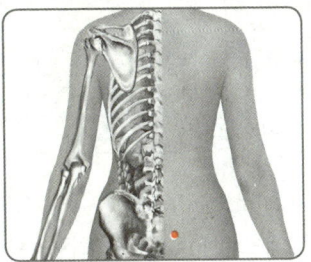
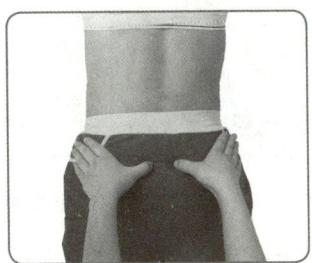

※ 按揉维道穴

位置：侧腰部，五枢穴前下方一小横指处。

按摩方法：用食、中二指按于维道穴，顺时针按揉2~3分钟，以酸胀为度。

功效主治：经常按摩此穴可通调冲任，调理下焦。能够改善腰骶疼痛、闪腰、腰部损伤、腰椎间盘突出等。

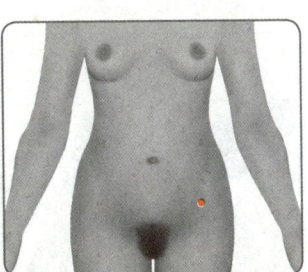
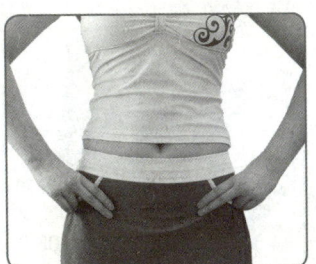

足底反射区按摩

步骤01：向足跟方向依序用拇指指腹推压法推按腰椎（图01-1）、骶椎（图01-2）反射区各30次。

步骤02：拇指指腹推压法推按甲状腺反射区50次。

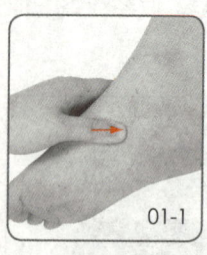
01-1

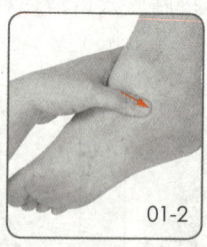
01-2

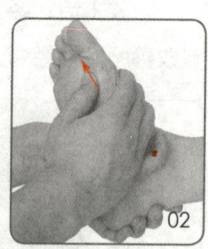
02

步骤03：食指扣拳法依次顶压肝（图03-1）、脾（图03-2）、胰腺（图03-3）、十二指肠（图03-4）反射区各50次，力度要轻。

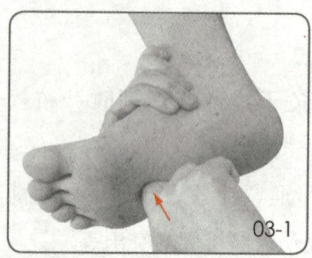
03-1

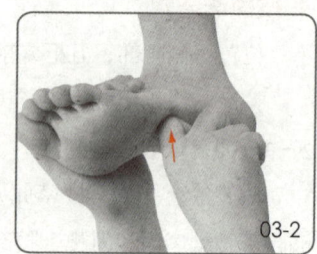
03-2

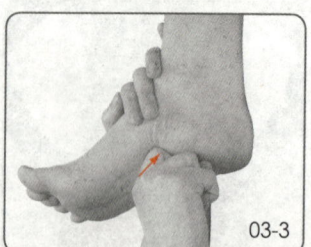
03-3

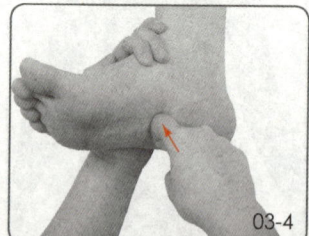
03-4

步骤04：食指扣拳法依次顶压胰腺（图04-1）、肾（图04-2）、肾上腺（图04-3）、腹腔神经丛（图04-4）反射区各50次，顶压力度以患者稍觉疼痛为最佳。

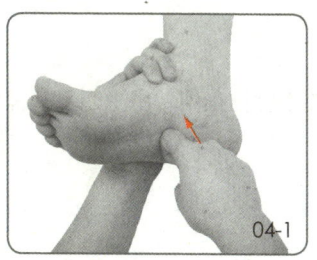
04-1

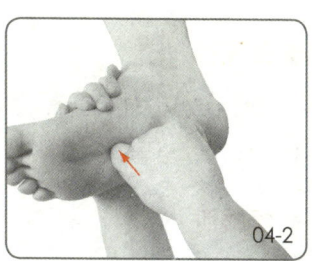
04-2

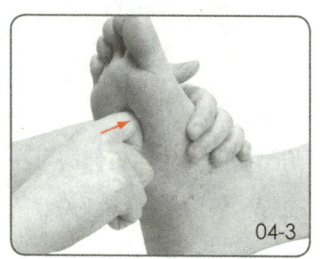
04-3

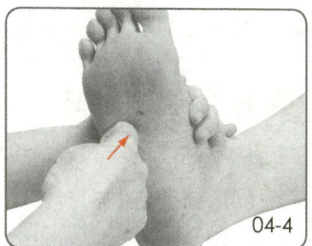
04-4

其他按摩方法

※ 揉腰

两手五指并拢，分别放在左右后腰椎部，掌心向内，上下缓慢揉搓，至发热为止。

※ 抓腰

双手反叉腰，拇指在前，按压于腰侧不动，其余四指从腰椎两侧处，用指腹向外抓擦皮肤，从腰眼抓到尾部，两手同时进行，各抓36次。

※ 滚腰

两手握拳，放腰部向四周滚动、按摩，自下而上，自上而下，反复多次进行。头部可配合前倾后仰。

※ 推腰椎

两手对搓发热之后，重叠放于腰椎正中，由上而下推搓30~50次，至局部有发热感。

※ 捏腰肌

两脚前伸而坐，或弯曲膝盖，或正坐姿。两手分别捏拿、提放腰部肌肉15~20次。

日常调理指南

从事站位工作的人，也应预防腰痛的发生。工作时可将一只脚踩在前方的柜台杠、小凳上等，使髋关节、膝关节微屈，这样可以减少腰部的负荷，减轻腰部劳损。

一般认为热水浴辅以按摩可迅速解除重度腰肌疲劳。此法可以加速组织血液循环与淋巴回流，促进代谢产物的排出，增进肌肉耐力。

睡觉的姿势以侧卧为宜，保持髋关节、膝关节适当的屈曲对防止腰部劳损有利。慢性腰腿痛的患者不宜睡弹簧床。

不要穿高跟鞋，因为穿高跟鞋会使腹部前凸增加，骨盆向前倾，加速腰部的劳损。

适当进行体育锻炼，如各种体操、球类、太极拳、游泳等可使肌肉强健，增加耐力。坚持睡前及起床后做背部功能锻炼可以预防腰痛。

产后腰骶痛

产后腰骶痛指产妇分娩后出现的腰骶部疼痛,这是因为分娩后产妇盆腔内的组织不能很快恢复到孕前状态,子宫也未能完全复位,在一段时间内,连接骨盆的韧带松弛无力,以及在这个时期如果恶露排出不畅,导致宫腔内血液瘀积引起的腰痛。

特效穴位按摩

※ 按揉命门穴

位置:位于腰部,在第二腰椎棘突下缘的凹陷中。

按摩方法:被按摩者取俯卧位,按摩者用大拇指顺时针按揉命门穴2分钟,逆时针按揉2分钟,以局部酸胀为佳。

功效主治:此穴具有补肾壮阳、增强体质的作用。多用于治疗腰酸腿疼、腰椎间盘突出、产后腰骶痛等。

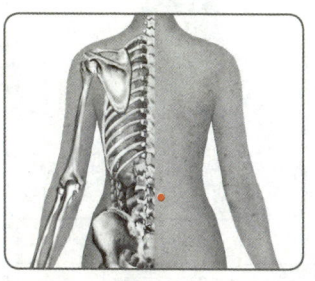
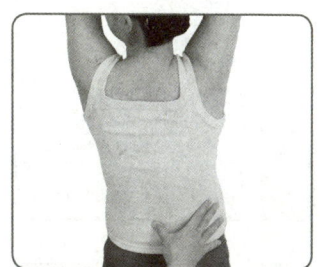

※ 按揉大肠俞穴

位置:位于腰部,当第四腰椎下两侧各约二横指宽处。

按摩方法:取坐位或立位,两手叉腰,用中指指腹部用力揉按两侧大肠俞约2分钟。以局部有酸胀感为佳。

功效主治：此穴具有理气降逆、调和肠胃的作用。多用于治疗腰背疼痛、产后腰骶痛、产后恶露不止。

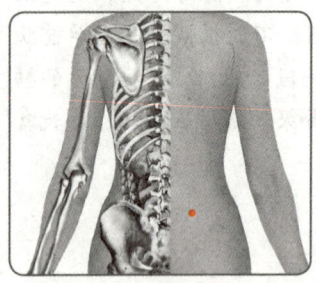
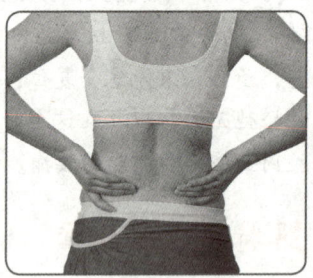

足底反射区按摩

步骤01：食指扣拳法依次顶压肾（图01-1）、肝（图01-2）、脾（图01-3）、肾上腺（图01-4）、膀胱（图01-5）反射区各50次，以局部胀痛为宜。

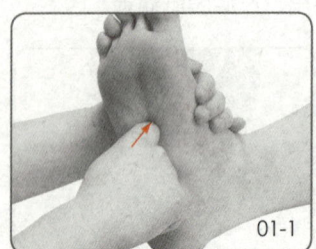

01-1

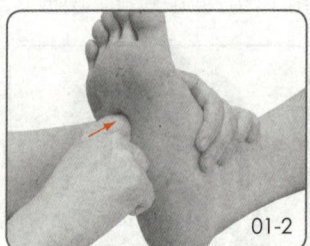

01-2

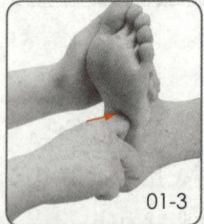

01-3

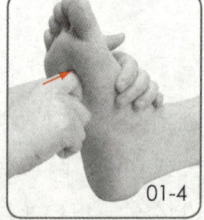

01-4

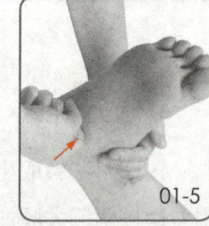

01-5

步骤02：拇指指腹推压法推按甲状腺（图02-1）、下腹部（图02-2）反射区各50次。

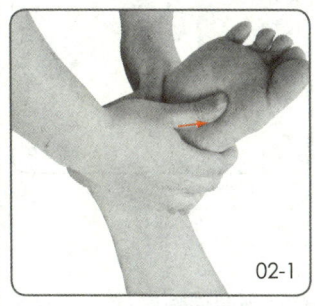
02-1

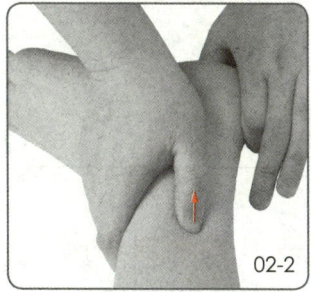
02-2

步骤03：食指扣拳法顶压垂体（图03-1）、心（图03-2）、生殖腺（图03-3）、子宫（图03-4）、腹腔神经丛（图03-5）、外尾骨（图03-6）反射区各50次。

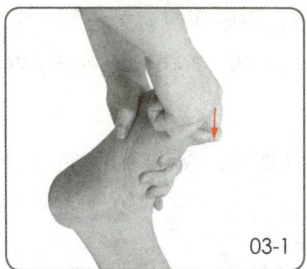
03-1

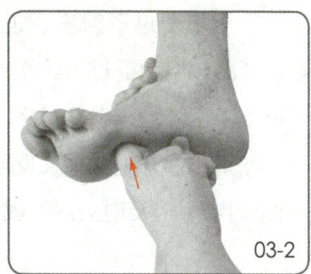
03-2

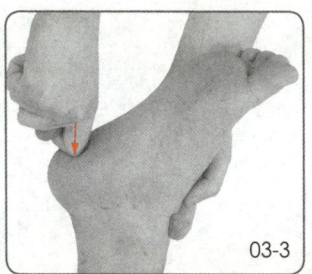
03-3

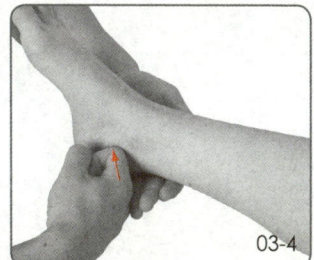
03-4

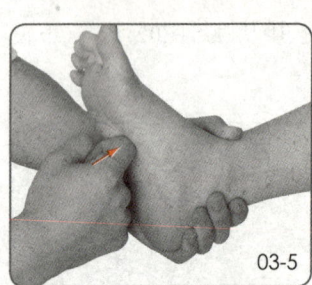
03-5

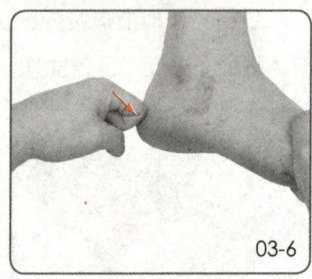
03-6

日常调理指南

平时应注意腰部保暖,并注意适当锻炼腰部。

产后应保证充足的睡眠,并经常更换卧床的姿势,同时还可以每天膝胸位趴15分钟,每天做3次,这样有助于子宫恢复前倾位。

产后不要过早跑步、走远路,同时还应避免弯腰、久站、久蹲,避免提过重或举过高的物体,以免导致产后子宫后位或子宫脱垂,引发腰痛。

如果腰痛未见减轻,反而日渐加重,或者持续时间已超过1个月者,应及时去医院就诊。

风湿性腰痛

顾名思义，风湿性腰痛的症状是腰痛，腰部发沉，像有重物下坠，劳累后或阴雨天加重，晴天或气候温暖时好转；腰部前俯后仰活动受限制，不能长时间坐立；易疲劳乏力，全身酸懒沉重，患部怕冷。中医认为，风湿性腰痛是由于腰部遭受风寒湿邪的侵袭，导致血脉痹阻，气血流动不畅，从而引起腰部酸胀疼痛、麻木不仁等临床症状。现代医学则认为，本病的发生，与疲劳、受寒和潮湿有关，如久居湿地，劳累后冲风冒雨，不及时更换湿衣等，久而久之可使受累的组织变性，造成慢性腰痛。

特效穴位按摩

※ 按揉承筋穴

位置：合阳与承山之间中点，腓肠肌肌腹中央；或俯卧或正坐垂足位，小腿后部肌肉的最高点。

按摩方法：取坐位，拇指按于患侧承筋穴，顺时针方向按揉2分钟，由轻到重，以酸胀感为度。

功效主治：经常按摩此穴可舒筋活络，强健腰膝，清泄肠热。能够改善急性腰扭伤、风湿性腰痛等。

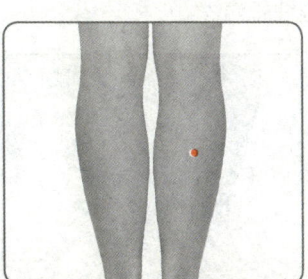
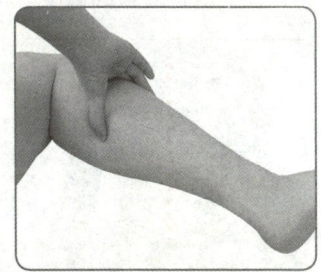

※ 按揉阳陵泉穴

位置：膝盖斜下方，小腿外侧腓骨小头前下方凹陷中。

按摩方法：被按摩者取仰卧位或侧卧位，按摩者用大拇指顺时针按揉阳陵泉穴约2分钟，再逆时针按揉约2分钟。

功效主治：经常按摩此穴可舒肝利胆，强健腰膝。能够改善腰扭伤、风湿性腰痛等。

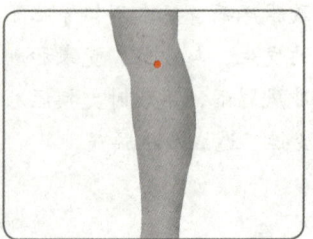
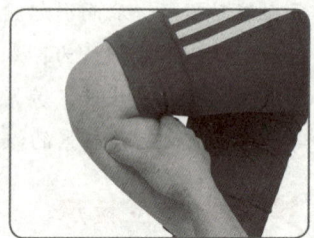

※ 按揉夹脊穴

位置：在腰背部，第一胸椎至第五腰椎两侧，后正中线旁开0.5寸，一侧17穴。

按摩方法：被按摩者俯卧，按摩者分别用两手拇指同时按揉夹脊穴约30秒。

功效主治：经常按摩此穴可调节脏腑机能，舒筋活络。能够改善腰背部僵硬、风湿性腰痛等。

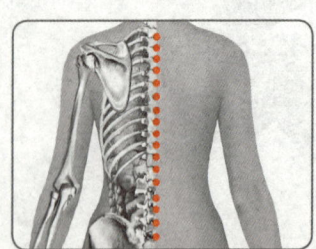
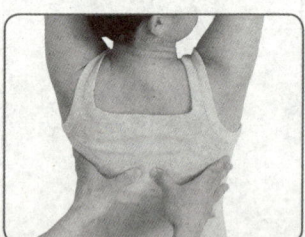

※ **按揉命门穴**

位置：腰部，第二腰椎棘突下缘的凹陷中。

按摩方法：被按摩者俯卧，按摩者用大拇指顺时针方向按揉2分钟，然后逆时针方向按揉2分钟。

功效主治：经常按摩此穴可舒通经络，令气血运行。可缓解腰酸腿软、腰肌劳损、腰椎间盘突出症、风湿性腰痛、棘间韧带炎及阳痿、早泄、月经不调等所致的腰痛。

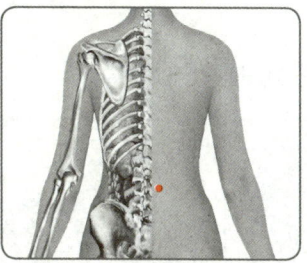
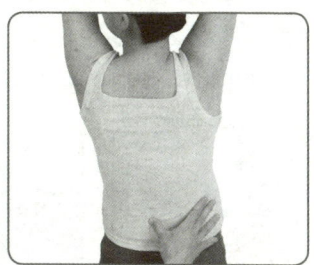

❀ 足底反射区按摩

步骤01：拇指指腹推压法依次推按小肠（图01-1）、升结肠（图01-2）、横结肠（图01-3）、降结肠（图01-4）、输尿管（图01-5）、肺（图01-6）反射区各50次，力度以感到酸胀为宜。

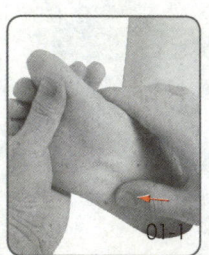
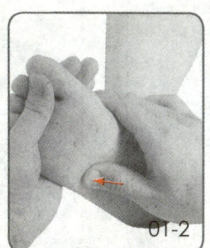
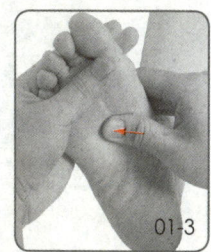

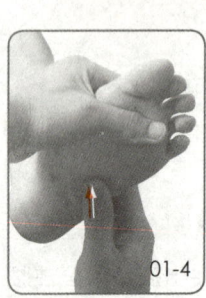 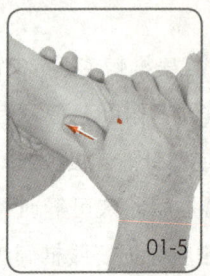 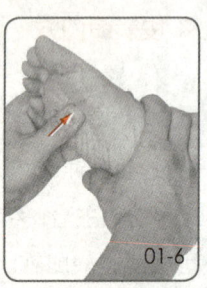

步骤02：食指扣拳法顶压脾（图02-1）、小肠（图02-2）反射区各50次。

步骤03：拇指指腹推压法推按肺反射区50次。

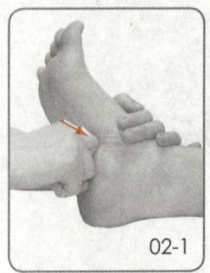 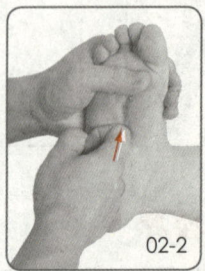 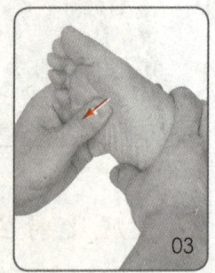

步骤04：向足跟方向依序用拇指指腹推压法推按腰椎（图04-1）、骶椎（图04-2）反射区各30次。

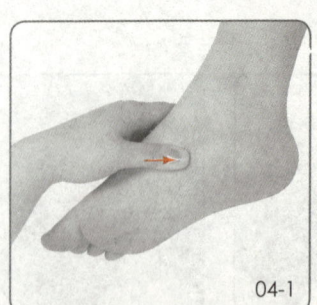 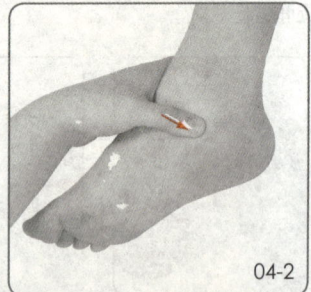

其他按摩方法

※ 捶腰部

患者取坐位。双手握拳。以拳眼自左而右或自上而下捶打腰部3～5遍，也可用单拳分别捶腰。每日3～5次。

※ 抓擦腰

患者取坐位。两手反叉腰，拇指在前，按于腰侧不动，其余四指从腰椎两侧处，用指腹向外轻柔抓擦皮肤。注意不能留指甲，以免抓破皮肤。两手同时进行，各抓擦36次。

※ 摩腰眼

双手轻握拳，拳眼向上，以掌指关节突出部分在双侧腰眼处做旋转揉摩。先顺时针方向旋摩，再逆时针方向旋摩，各18圈。两侧可同时进行，也可先患侧后健侧进行。

※ 推按分拨痛点

用双手拇指由上而下左右拨骶棘肌数遍；而后，用拇指端重点推按拨结索之痛点，每点2分钟左右。

※ 掌揉骶棘肌

用双手大鱼际或掌根部由下而上揉、掌指关节搓、两掌根对挤两侧骶棘肌数遍（挤压用力方向为朝向脊柱中线）。

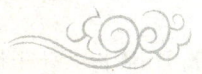

坐骨神经痛

坐骨神经痛是指坐骨神经通路及其分布区的局部或全长疼痛。多为单侧,其主要症状是沿坐骨神经通路发生放射样、烧灼样或刀割样疼痛,常因行走、咳嗽、打喷嚏、弯腰或排便而使疼痛加剧。本病表现为下腰部或臀部疼痛,沿股后向小腿后外侧、足背外侧呈放射性、持续性或阵发性加重。

特效穴位按摩

※ 按揉秩边穴

位置:平第四骶后孔,骶正中嵴旁开四横指处。

按摩方法:取立位,双手掌根分别按于两侧秩边穴,向外按揉2~3分钟,以局部有温热感或酸胀感为度。

功效主治:此穴具有舒筋活络、强壮腰膝、调理下焦的作用。多用于治疗腰背痛、髋关节滑膜炎、坐骨神经痛等。

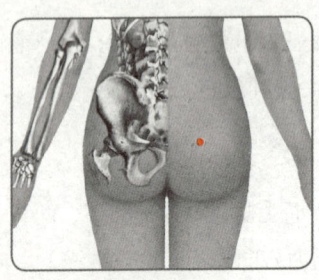
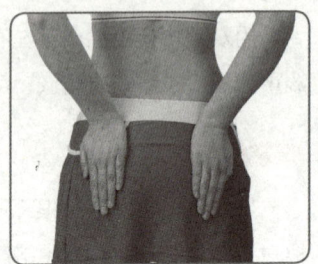

※ 按揉环跳穴

位置:侧卧屈股,在股骨大转子最高点与骶管裂孔连线间的外1/3与中1/3的交点处。

按摩方法：取侧卧位，将同侧中指按于环跳穴，用力按揉20~30次。以局部感到酸胀或电麻感向下肢放射为度。

功效主治：经常按摩此穴可治疗臀部脂肪堆积、坐骨神经痛等。

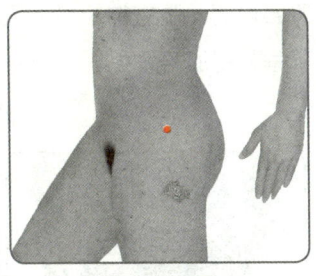
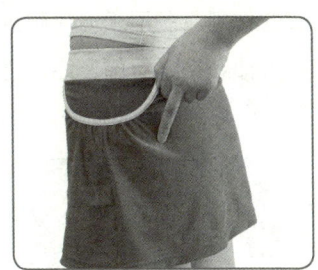

※ 按揉居髎穴

位置：在髂前上棘与股骨大转子最凸点连线的中点处。

按摩方法：取坐位，用大拇指指峰用力深推居髎穴，指力逐步加重，渐渐深透，持续2~3分钟。

功效主治：此穴具有舒筋活络、益肾强健的作用。多用于治疗腰腿痹痛、坐骨神经痛、足痿、髋关节及周围软组织诸疾患等。

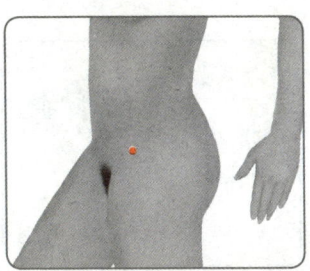
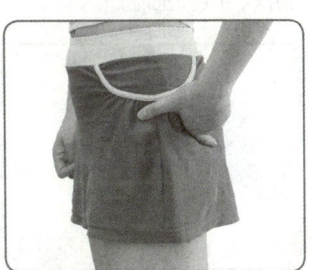

※ 按揉承扶穴

位置：在大腿后面，臀下横纹的中点。

按摩方法：取立位，两腿微张开，食、中、无名三指按于承扶穴，由内向外弹拨2分钟左右，以局部酸胀为度。

功效主治：此穴具有通便消痔、舒筋活络、通利关节的作用。多用于治疗腰骶臀股部疼痛、腰骶神经根炎、坐骨神经痛、臀部炎症、臀部下垂、臀肌不发达、下肢瘫痪、小儿麻痹后遗症等。

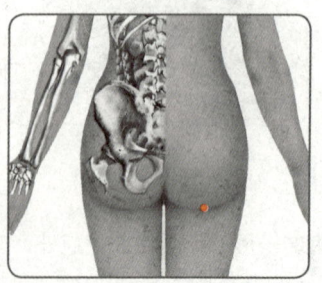
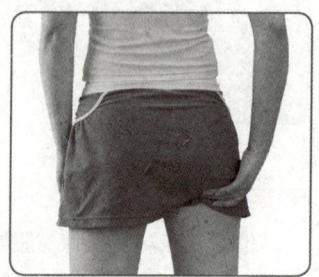

足底反射区按摩

步骤01：食指扣拳法依次顶压肾（图01-1）、膀胱（图01-2）、坐骨神经（图01-3）、肾上腺（图01-4）反射区各50次，以局部胀痛为宜。

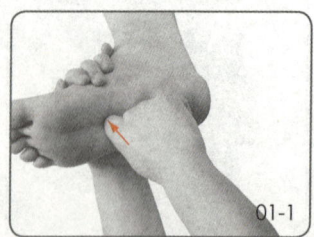

01-1

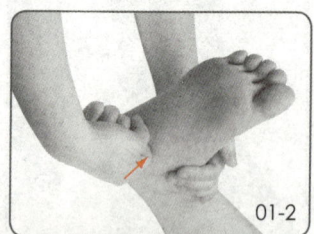

01-2

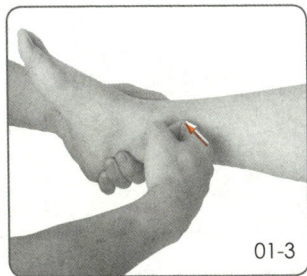
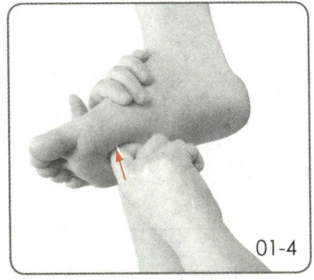

步骤02：拇指指腹推压法推按输尿管反射区50次。

步骤03：拇指指腹推压法推按肺反射区50次。

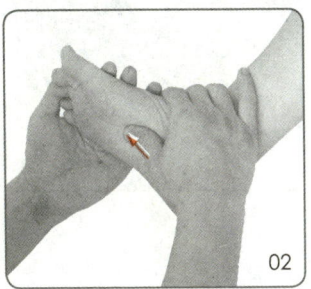
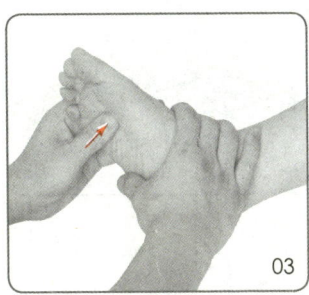

步骤04：向足跟方向依序用拇指指腹推压法推按颈椎（图04-1）、胸椎（图04-2）、腰椎（图04-3）、骶椎（图04-4）反射区各50次。

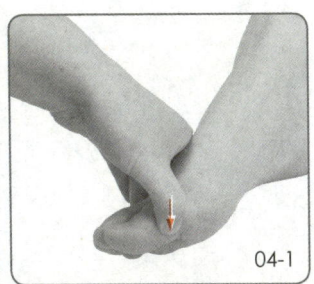
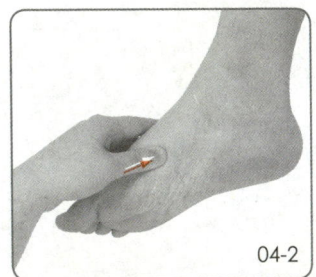

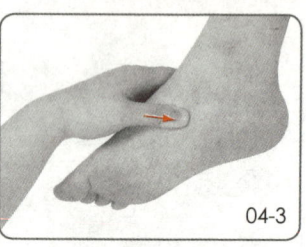
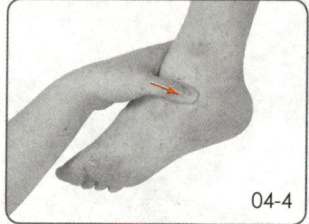

步骤05：食指扣拳法顶压膝关节反射区30次。

步骤06：拇指推按法推按下腹部反射区30次。

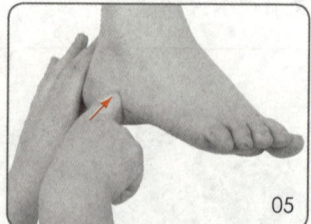
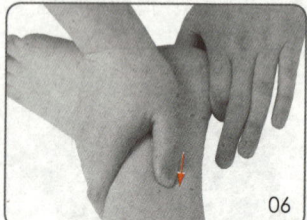

髋关节滑膜炎

髋关节滑膜炎，又叫"髋关节一过性（暂时性）滑膜炎"，其发病原因可能与病毒感染、创伤、细菌感染及变态反应（过敏反应）有关。主要症状为髋关节肿胀疼痛、功能障碍、肌萎缩、活动受限等，多突然发病。

特效穴位按摩

※ 按揉肾俞穴

位置：位于腰部，在第二腰椎棘突下旁开二横指宽处。

按摩方法：被按摩者取俯卧位，按摩者用两手拇指按压肾俞穴1分钟，再顺时针方向按揉1分钟，然后逆时针方向按揉1分钟。

功效主治：此穴具有益肾助阳、强腰利水的作用。多用于治疗腰酸腿痛、腰肌劳损、腰椎间盘突出、髋关节滑膜炎等症。

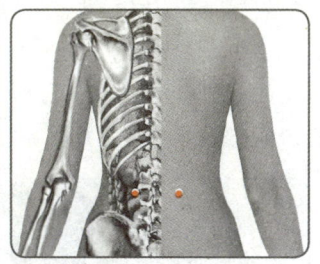 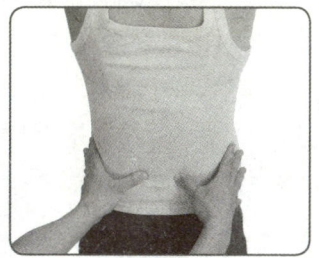

※ 按揉环跳穴

位置：侧卧屈股，在股骨大转子最高点与骶管裂孔连线间的外1/3与中1/3的交点处。

按摩方法：取侧卧位，将同侧中指按于环跳穴，用力按揉20~30次。局部可感到酸胀或电麻感向下肢放射。

功效主治：多用于治疗腰腿痛、臀部脂肪堆积、臀肌松弛、坐骨神经痛、下肢麻痹、腰骶髋关节及周围软组织疼痛、脑血管病后遗症、髋关节及周围软组织疾病等。

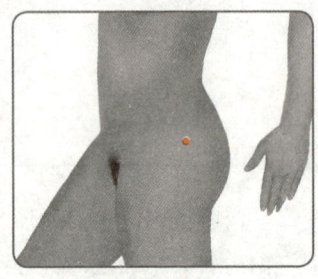
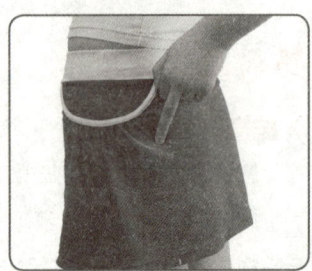

※ 按揉阳陵泉穴

位置：膝盖斜下方，小腿外侧腓骨小头前下方凹陷中。

按摩方法：被按摩者取仰卧位或侧卧位，按摩者用大拇指顺时针方向按揉阳陵泉穴约2分钟，然后逆时针方向按揉约2分钟。

功效主治：此穴具有舒肝利胆、强健腰膝的作用。多用于治疗下肢及全身水肿、坐骨神经痛、膝关节周围疼痛等。

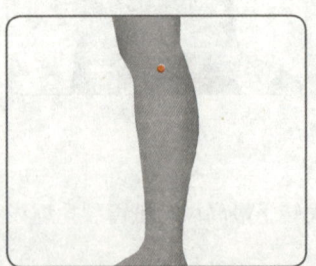
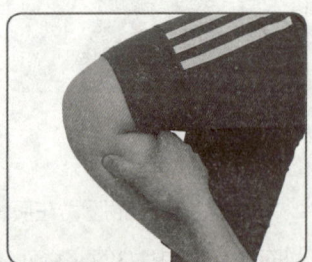

※ 按揉血海穴

位置：在膝盖骨内侧上缘约三横指宽处。

按摩方法：取坐位，将双手拇指指腹分别放在两侧血海穴上，用力按揉2分钟，以局部酸胀为度。

功效主治：此穴是生血、活血化瘀的要穴，经常按摩此穴可帮助消除髋关节内的炎症及淤血等。

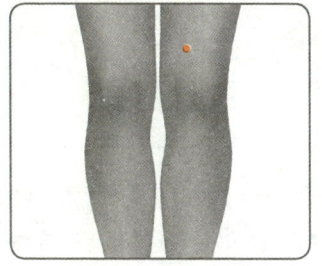
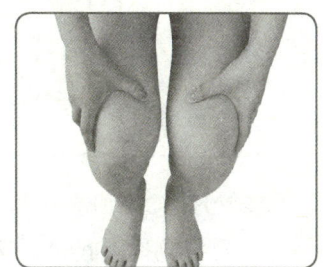

※ 按揉秩边穴

位置：平第四骶后孔，骶正中嵴旁开四横指宽处。

按摩方法：取站立位，双手掌根分别按于两侧秩边穴，向外按揉2~3分钟，以局部有温热感或酸胀感为度。

功效主治：此穴多用于辅助治疗髋关节滑膜炎、坐骨神经痛等症。

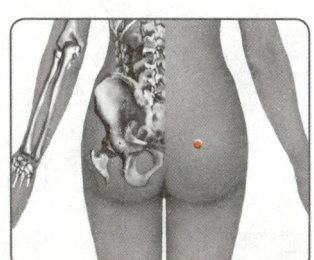
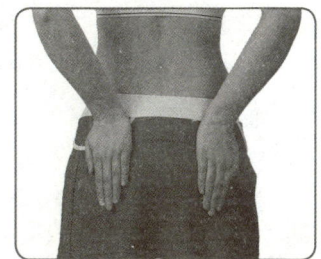

足底反射区按摩

步骤01：拇指推压法推按髋关节（图01-1）、坐骨神经（图01-2）反射区各50次。

步骤02：食指扣拳法顶压下身淋巴结反射区50次。

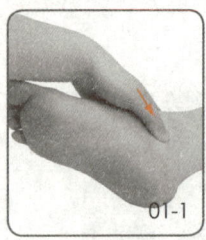
01-1

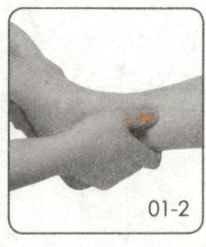
01-2

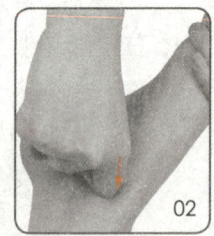
02

步骤03：食指扣拳法依次顶压肾（图03-1）、膀胱（图03-2）、肾上腺（图03-3）反射区各50次，拇指推压法推按坐骨神经（图03-4）反射区50次，以局部胀痛为宜。

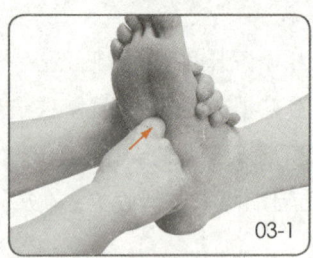
03-1

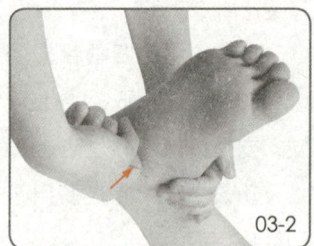
03-2

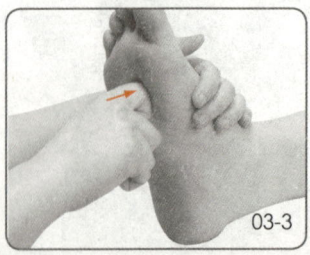
03-3

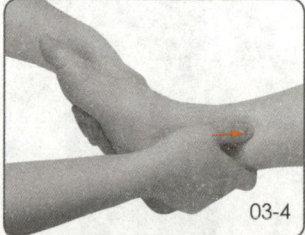
03-4

腿部常见病对症按摩

髌骨软化症

髌骨即膝盖骨，呈倒三角形，位于股骨（大腿骨）及胫骨（小腿骨）间，髌骨在日常活动时的上下移动范围可达7厘米，当长期承受体重的压力和受外力影响而产生磨损时，就会感到疼痛且膝盖的活动也会受到限制，这就是髌骨软化症。

特效穴位按摩

※ 点揉膝眼穴

位置：在膝盖骨下方两侧的凹陷中，内侧称"内膝眼"，外侧称"外膝眼"，又叫"犊鼻"。

按摩方法：在被按摩者膝关节下面垫上薄枕，按摩者用拇、食指点揉膝眼1分钟，以局部有酸胀感为佳。

功效主治：此穴具有活血通络、疏利关节的作用。多用于治疗髌骨软化症、膝关节肿胀疼痛、腿痛等。

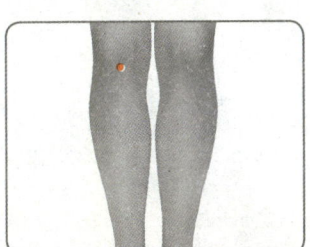
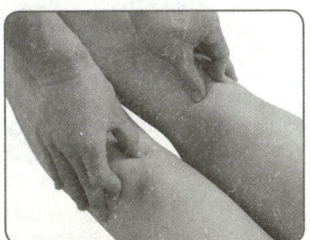

※ 按揉血海穴

位置：在膝盖骨内侧上缘约三横指宽处。

按摩方法：取坐位，将双手拇指指腹分别放在两侧血海穴上，用力按揉2分钟，以局部酸胀为度。

功效主治：经常按摩此穴可促进髌骨的新陈代谢及营养供给，恢复髌骨的正常功能活动。

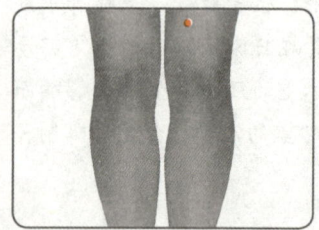 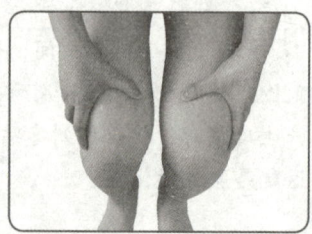

足底反射区按摩

步骤01：食指扣拳法顶压膝关节反射区30次。

步骤02：食指扣拳法依次顶压膝关节（图02-1）、肾（图02-2）、肝（图02-3）、肾上腺（图02-4）、膀胱（图02-5）、甲状旁腺（图02-6）反射区各10次，以局部感到胀痛为宜。

步骤03：食指扣拳法顶压下身淋巴结反射区50次。

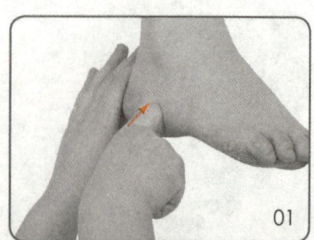 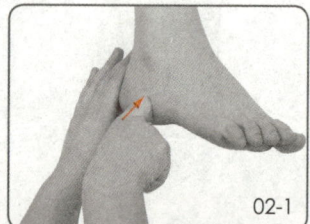

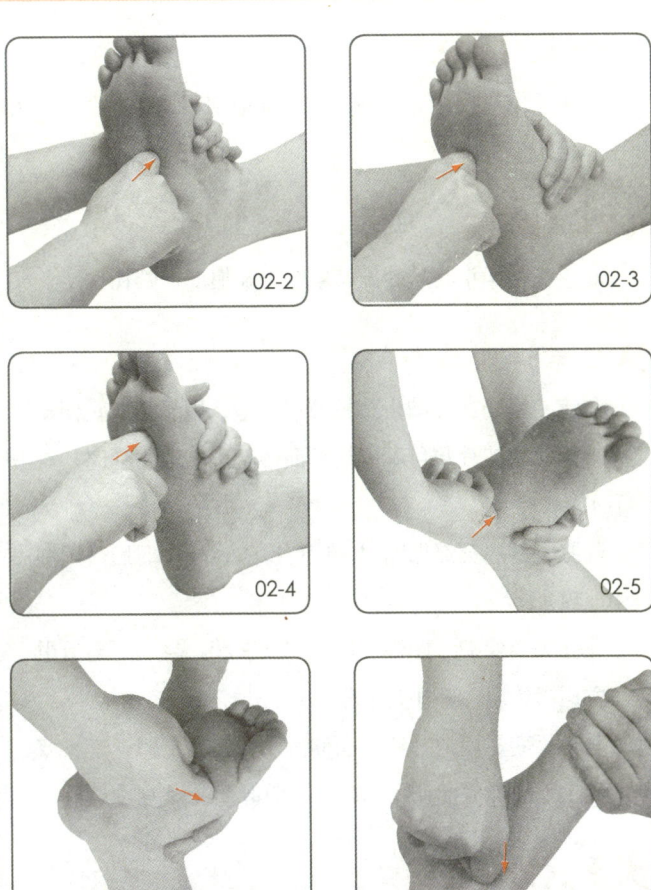

🦋 其他按摩方法

※ 拧捏大腿

拧捏大腿时，双手应像拧毛巾一样揉捏大腿肌肉，可由膝部开始到大腿根部为止，一点一点拧捏。重复5次。

※ 按压大腿及膝正面

双手手掌掌根由膝部开始向大腿根部移动,用力按压大腿正面。重复5次。

※ 摩挲大腿及膝

双手交替用掌心从膝部摩挲至大腿根部。做10次。

日常调理指南

在病变早期,应减少膝关节活动量,用绷带或轻便支架保护,如症状持续数月不能缓解而影响工作或生活时,可考虑手术。

肿胀、疼痛突然加剧时,应行冷敷,48小时后改用湿热敷和理疗。

加强关节保护。如果要锻炼应戴护膝,且不要超负重。应注意适当休息,并补充水分。

避免长期、用力、快速屈伸运动,如膝全蹲、走斜坡、爬山及上下楼梯等活动,以减少关节磨损及受力。

疾病预防指南

髌骨软化症的发生对中老年人来说有其内在因素和外在因素。内在因素就是关节软骨本身的退变,这与年龄等因素有关。外在因素就是机械性因素对关节软骨的慢性损伤。预防髌骨软化症的发生主要应减少对膝关节的持续压力,改善软骨的营养。可参考如下措施:

主动并充分活动关节。要在不负重条件下进行。如平卧在床上主动伸、屈膝关节。坚持每天早、晚各一次，每次10分钟。充分活动关节可使髌骨关节面各个部分都受到刺激，滑液营养成分能均匀渗透到软骨组织中去，并能增强关节的润滑作用。

防止髌骨关节面持续受压。屈膝位髌骨所受压力较大，容易损伤关节面。要避免持续性蹲位对髌骨关节面的压力。

石膏固定或下肢牵引治疗时，要主动行股四头肌锻炼，股四头肌舒缩时能带动髌骨上下移动，有利于软骨的营养渗透及减轻髌骨关节面的持续受压。

膝关节出现不适或不定位疼痛时，要考虑到早期髌骨软化症的可能，做到及时休息、及时治疗，防止关节软骨退变加重。

股骨头坏死

股骨头坏死，又称为"股骨头无菌性坏死"，或"股骨头缺血性坏死"，早期表现为左胯下疼痛，慢慢地疼痛会逐渐加重，站立、行走时间都不能太长，活动不灵便，走路带跛行。此病是由于多种原因导致股骨头局部血液运行不良，从而引起骨细胞缺血、坏死，骨小梁断裂，股骨头塌陷的一种病。

特效穴位按摩

※ 按揉环跳穴

位置：侧卧屈股，在股骨大转子最高点与骶管裂孔连线间的外1/3与中1/3的交点处。

按摩方法：取侧卧位，将同侧中指按于环跳穴，用力按揉20～30次，局部可感到酸胀或电麻感向下肢放射。

功效主治：此穴具有祛风化湿、强健腰膝的作用。多用于治疗腰腿痛、髋关节及周围软组织疾病、股骨头坏死、坐骨神经痛、下肢麻痹、脑血管病后遗症等。

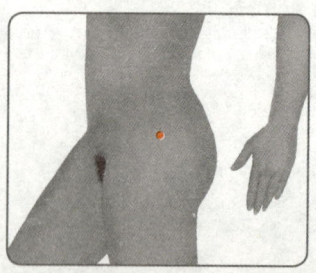
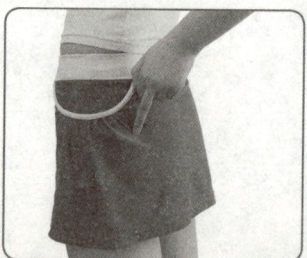

※ 按揉三阴交穴

位置：位于小腿内侧，在内踝尖直上四横指，胫骨后缘处。

按摩方法：被按摩者取仰卧位，按摩者用拇指顺时针按揉三阴交2分钟，然后逆时针按揉2分钟。

功效主治：股骨出现的病灶与脾脏关系极大，通过按摩可加强脾的功能，而三阴交是脾经上的重要穴位，经常按摩此穴可增强脾脏功能，以使股骨的邪气逐步排出，使病情得以好转。

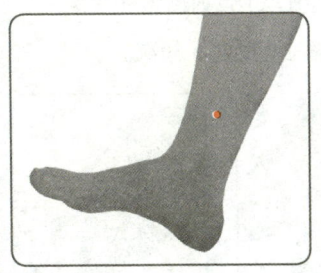 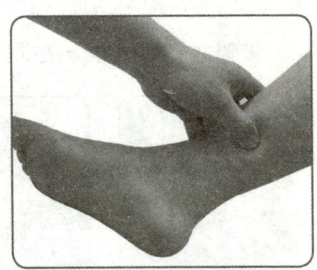

※ 按揉肾俞穴

位置：位于腰部，在第二腰椎下旁开二横指宽处，左右各一穴。

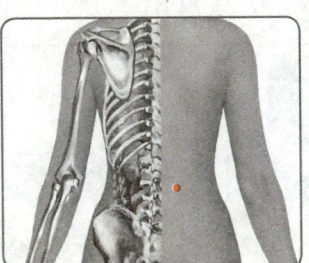 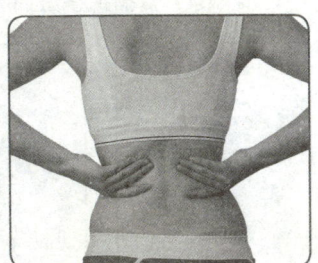

按摩方法：取坐位或站立位，双手中指按于两侧肾俞穴，用力按揉30～50次；或握空拳揉擦穴位30～50次，擦至局部有热感为佳。

功效主治：此穴具有益肾助阳、强腰利水的作用。多用于治疗腰酸腿痛、腰肌劳损、腰椎间盘突出、下肢肿胀、股骨头坏死、全身疲劳等。

足底反射区按摩

步骤01：食指扣拳法顶压下身淋巴结（图01-1）反射区、食指中指扣拳法顶压肘（图01-2）反射区各50次。

步骤02：拇指推压法推按髋关节反射区50次。

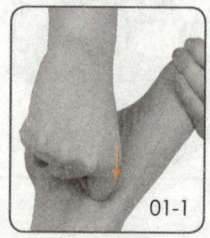
01-1

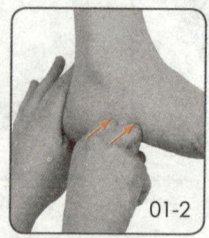
01-2

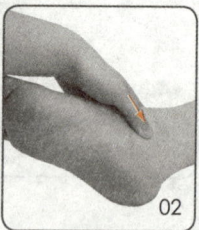
02

步骤03：食指扣拳法顶压上身淋巴结（图03-1）、肾上腺（图03-2）反射区各50次，以局部有酸痛感为宜。

步骤04：食指扣拳法顶压胸部淋巴结反射区50次。

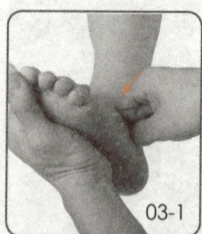
03-1

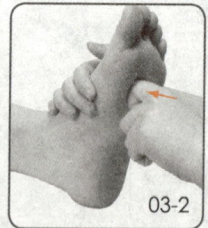
03-2

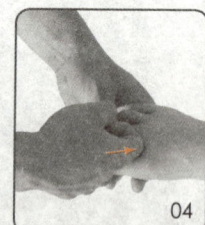
04

步骤05：食指扣拳法顶压脾反射区50次。

步骤06：食指扣拳法顶压甲状旁腺反射区50次。

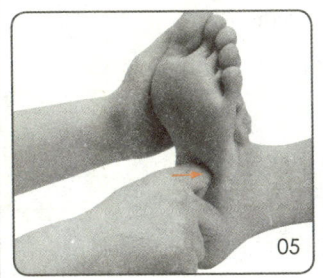
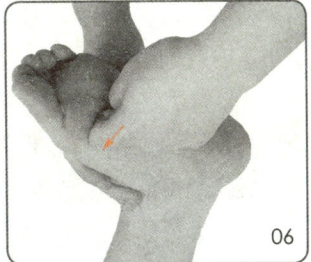

其他按摩方法

※ 推揉下肢

从小脚趾的根部开始推，依次推向脚腕处的踝关节，每一根脚趾推9下。推完以后揉小腿上的三阴交，再沿着膀胱经从承山一直揉到委中。

※ 腿部分点按摩

从委中到承扶分成9点，每一点都做顺9逆6的按揉（顺时针按揉9次，逆时针按揉6次）。把9个点做完以后，让患者侧身，从股骨关节到阳陵泉，分成6点，每点顺9逆6。然后从内髋关节，即骨盆、耻骨和大腿根相交之处，直至阴陵泉，分4点，每点做顺9逆6，按摩后可使整个下肢疏通开。

※ 摩挲大腿根部淋巴

仰卧，用4根手指轻轻摩挲大腿根部。

※ 按揉大腿上的痛点

在环跳穴附近找一个痛点，先在痛点的上下左右按揉，顺36逆24，然后按揉当中痛点，顺90逆60，再四边敲击，上下左右各敲击9下，中间敲击81下。

按摩时的注意事项

股骨颈骨折、血友病骨坏死的患者不宜做按摩。

老年人骨骼含钙量减少，无机成分增多，骨质疏松，在进行按摩时应注意手法不要过猛。

患股骨头坏死的患者在感冒发热时或局部有炎症时不宜做按摩。

日常调理指南

平时应多吃高钙食物，如多喝牛奶，多吃虾仁、奶酪、海带、紫菜等食物。

应多吃新鲜的蔬菜和水果。

禁食辣椒、白酒等刺激性食物，以及油炸、肥肉等肥腻食物。

在生活中，应该经常晒太阳，以促进体内钙和维生素D的合成。

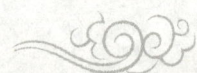

膝关节骨性关节炎

骨性关节炎是一种常见的慢性退行性关节炎，又称为"骨关节病""退行性关节病""肥大性关节病"，以关节软骨变性、骨赘形成和软骨下骨质囊性变为特点。临床主要表现：逐渐加重的膝关节疼痛、肿胀和僵立，严重者出现关节功能障碍和畸形。

特效穴位按摩

※ 按揉腰眼穴

位置：腰部，在第四腰椎棘突下旁开四横指宽处。

按摩方法：被按摩者取俯卧位，按摩者用两手拇指按压腰眼穴1分钟，再顺时针按揉1分钟，逆时针按揉1分钟。

功效主治：此穴具有强腰健肾的作用，多用于治疗膝关节骨性关节炎、腰背酸痛、腰肌劳损、腰椎间盘突出症等。

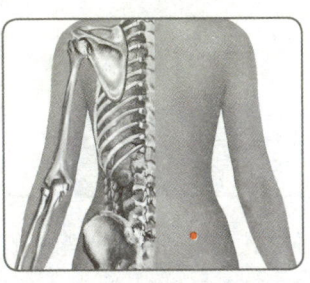
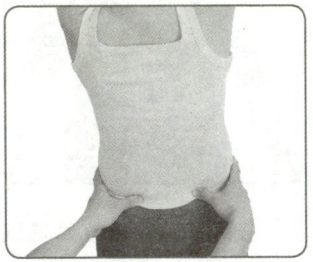

※ 按揉梁丘穴

位置：屈膝，在髌骨外上缘上2寸处。

按摩方法：取坐位，屈膝，用双手拇指指尖压迫梁丘穴约1分钟，再向外按揉2分钟。

功效主治：此穴具有理气和胃、通经活络的作用。多用于治疗风湿性关节炎、髌上滑囊炎、髌骨软化症等。

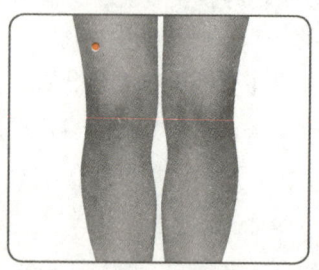
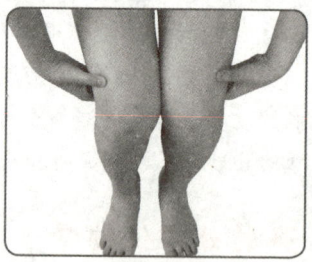

※ 揉擦八髎穴

位置：在骶椎上，分为上髎、次髎、中髎和下髎，左右共8个穴位，分别在第一、二、三、四骶后孔中，合称"八髎穴"。

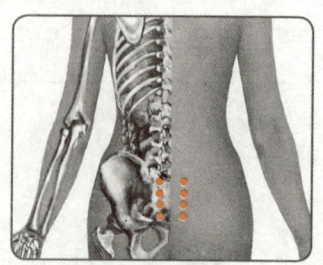
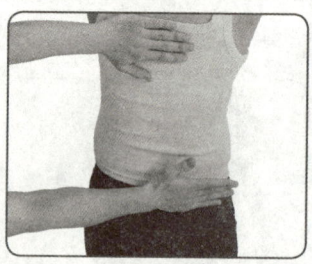

按摩方法：被按摩者取俯卧位，按摩者用一手紧贴骶部两侧八髎穴处，自上而下揉擦至尾骨两旁约2分钟。以局部有酸胀感为宜。

功效主治：此穴具有补益下焦、强腰利湿的作用。多用于治疗膝关节骨性关节炎、腰骶部疼痛、腰背痛、腰骶关节炎、膝关节炎、坐骨神经痛等。

※ 按揉手三里穴

位置：在肘横纹外侧端，曲池下2寸处。

按摩方法：按摩者用左手托住被按摩者手臂，用右手大拇指顺时针方向按揉手三里穴约2分钟，然后逆时针方向按揉约2分钟，左右手交替，以酸胀感向臂部周围放散为佳。

功效主治：此穴具有通经活络、清热明目、调理肠胃的作用，而且中医认为"下病上治，膝病肘治"，因此经常按揉手三里不仅能治疗肘关节疼痛，还对膝关节疼痛有特效。

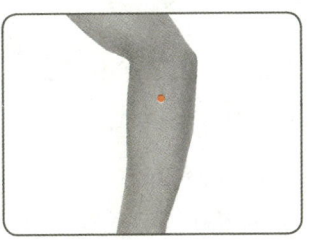
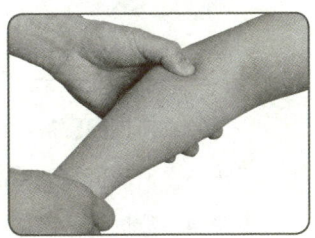

足底反射区按摩

步骤01：食指扣拳法依次顶压膝关节（图01-1）、肾（图01-2）、肝（图01-3）、肾上腺（图01-4）、膀胱（图01-5）、甲状旁腺（图01-6）反射区各10次，以局部感到胀痛为宜。

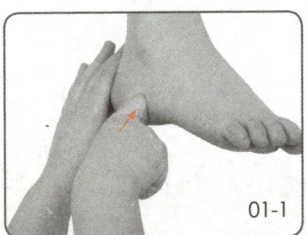

01-1

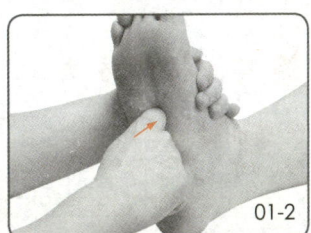

01-2

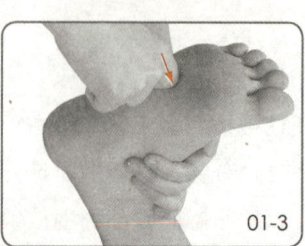
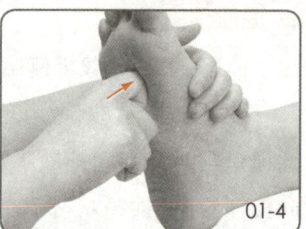

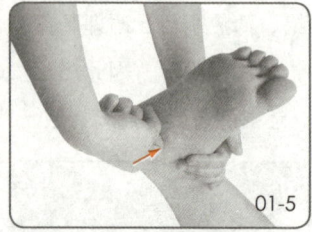
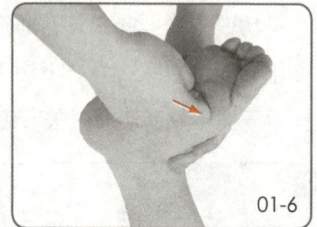

步骤02：拇指指腹推压法推按输尿管反射区50次。

步骤03：拇指指腹推压法推按肺反射区50次。

步骤04：食指扣拳法顶压头颈淋巴结反射区50次。

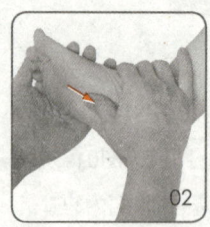
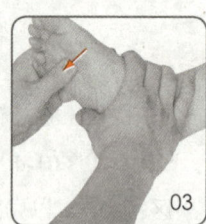
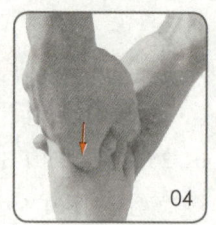

其他按摩方法

※ 按压趾间

坐于地板上或床上，用拇指强力按压8个趾间，每次按压约2分钟。

※ 挤压腿部

被按摩者取俯卧位，按摩者双手夹住被按摩者的脚踝，然后向大腿根部方向按压约5分钟。

※ 交替摩挲小腿

坐于地板上或床上，双手交替向上摩挲从脚踝到膝部的部位，摩挲约5分钟。

※ 画圆摩小腿

坐于地板上或床上，从脚踝至膝部下方，以画圆圈的方式按摩约3分钟。

※ 按压膝后淋巴

屈膝，双手的中指及无名指按压膝部的内侧。

日常调理指南

患者可配合湿热敷，每天1次，每次10分钟，水温不要太高，以免烫伤。可使用艾条悬灸，每天1次，每次10分钟，可与热敷交替使用，或早、晚各1次。

患者平时应注意保暖，避免肢体关节过度劳累。

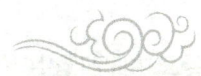

膝关节痛

膝关节痛是由于膝关节磨损后，关节软骨和关节周围的韧带、肌腱等组织退变产生的症状。膝关节屈伸不灵活，膝盖僵硬、沉重、酸痛是主要症状，急性期还可能出现膝关节红肿疼痛，不能行走。多数老年人都有膝关节疼痛的症状。

特效穴位按摩

※ 按揉血海穴

位置：在膝盖骨内侧上缘约三横指宽处。

按摩方法：取坐位，将双手拇指指腹分别放在两侧血海穴上，用力按揉2分钟，以局部酸胀为度。

功效主治：经常按摩此穴可改善膝关节部位的血液循环，有利于膝关节新陈代谢和致痛物质的清除，促进炎性物质的吸收。

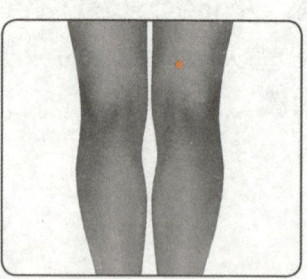
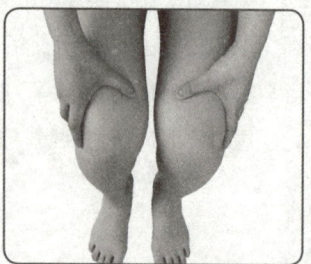

※ 按揉鹤顶穴

位置：在髌骨上缘正中的凹陷中。

按摩方法：取坐位，屈膝，用拇指螺纹面按于患侧鹤顶穴，顺时针方向按揉2～3分钟，力量适中，以局部有明显酸胀感为佳。

功效主治：此穴具有通经活络、通利关节的作用。多用于治疗结核性关节炎、膝关节肿痛、膝关节及其周围软组织疾患等。

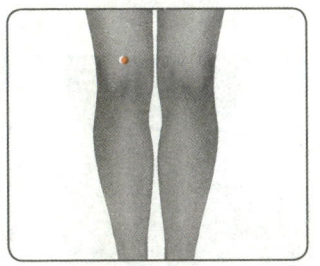
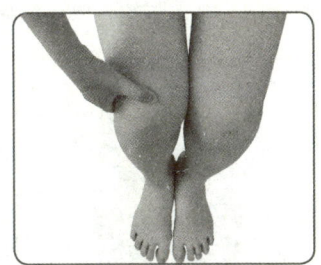

※ 点揉膝眼穴

位置：在膝盖骨下方两侧的凹陷中，内侧称"内膝眼"，外侧称"外膝眼"，又叫"犊鼻"。

按摩方法：在被按摩者膝关节下面垫上薄枕，按摩者用拇、食指点揉膝眼1分钟，以局部有酸胀感为佳。

功效主治：此穴具有疏通经络、扶正祛邪的作用。多用于治疗膝关节肿胀疼痛、膝关节骨性关节炎、腿痛等。

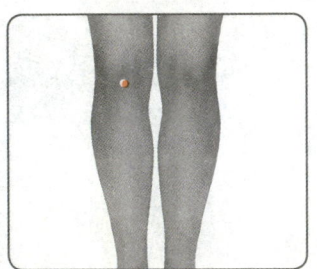
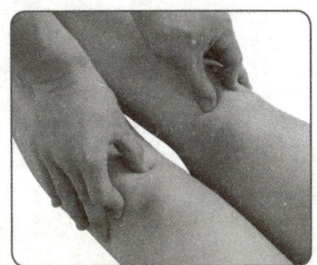

※ 点揉委中穴

位置：在膝盖后面，腘窝的正中央。

按摩方法：被按摩者取俯卧位，按摩者用两手拇指点按委中穴10秒，放松3秒，反复5～8次，再轻轻揉动约2分钟。

功效主治：此穴具有舒筋活络、泄热清暑、凉血解毒的作用。多用于治疗腰酸腿痛、膝关节周围疼痛等。

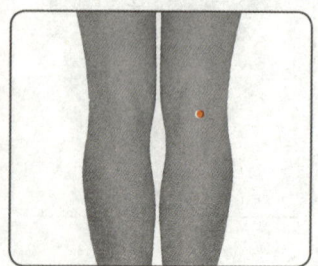 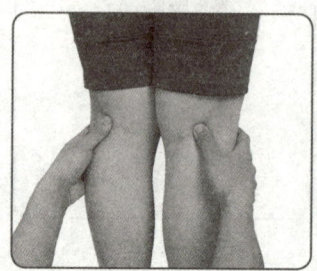

※ 按揉阴陵泉穴

位置：在膝盖内下侧，胫骨内侧突起的下缘凹陷中。

按摩方法：取坐位，以拇指指端放于阴陵泉穴处，先顺时针方向按揉2分钟，再点按30秒，以酸胀为度。

功效主治：此穴具有清利湿热、健脾理气、益肾调经、通经活络的作用。多用于治疗膝关节炎、下肢麻痹等。

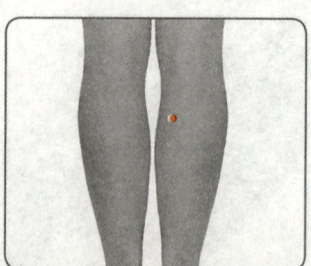 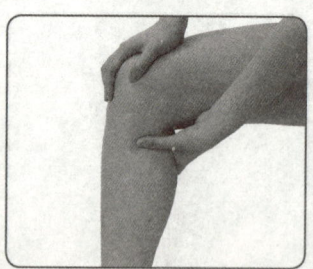

※ 按揉阳陵泉穴

位置：膝盖斜下方，小腿外侧腓骨小头前下方凹陷中。

按摩方法：被按摩者取仰卧位或侧卧位，按摩者用大拇指顺时针方向按揉阳陵泉穴约2分钟，然后逆时针方向按揉约2分钟。

功效主治：此穴具有疏肝利胆、强健腰膝的作用。多用于治疗下肢及全身水肿、腰痛、坐骨神经痛、膝关节周围疼痛、膝关节肿胀、脚麻痹抽筋等。

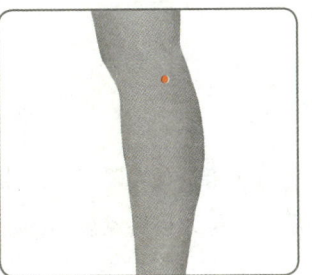
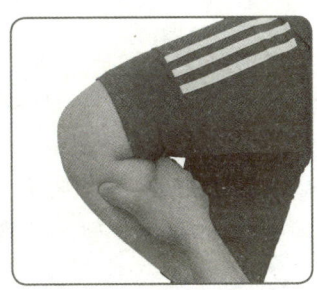

足底反射区按摩

步骤01：食指扣拳法顶压膝关节反射区30次。

步骤02：食指扣拳法顶压下身淋巴结（图02-1）、食指中指扣拳法顶压肘关节（图02-2）反射区各50次。

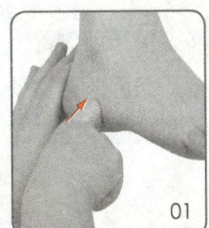
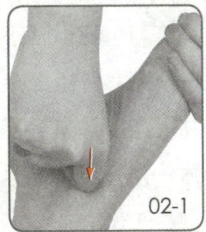
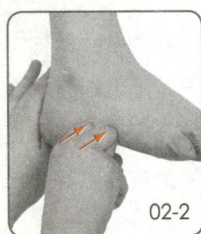

步骤03：食指扣拳法顶压脾（图03-1）、肝（图03-2）反射区各50次。

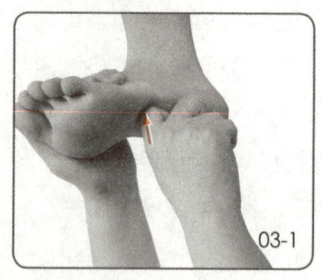

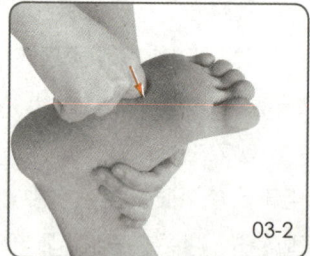

其他按摩方法

※ 直身跪坐

晨起后或晚上临睡前，两膝跪在床上练习跪坐。跪坐时腰杆保持直立，臀部尽量向后坐，尽力接触到脚后部。

※ 下蹲压腿

手扶床沿做下蹲动作，然后做直压腿部动作，即让患侧下肢向前跨半步，处于伸直位，或下肢伸出，放在一定高度，轻轻地做压腿运动，使手尽量接触到足尖部。

※ 坐位压腿护膝法

准备一把椅子，高度与小腿长度差不多，椅子前放置一同等高度的凳子。患者坐在靠背椅上，抬起一条腿放在凳子上，尽量将腿伸直，并适当用力向下压腿，每条腿压腿时间不超过9秒。每次可做5～10分钟。

※ 按揉膝关节两侧

用掌部按揉膝关节内侧或外侧，以痛侧为主。手掌根部着力，力度适中。局部有明显温热感，并向关节内透热。

日常调理指南

关节疼痛患者以后要尽可能地保暖，可用热水袋热敷或将关节靠近取暖器。在一段时间里减少关节的活动，尽可能地让关节得到休息，以利于关节的修复。

膝痛者应采取正确的姿势，合理用力，以防再次损伤。

膝关节半月板损伤

膝关节半月板是位于股骨、胫骨关节面之间两个呈楔形状的纤维软骨板。其有内外之分,内侧半月板较大,呈"C"形;外侧半月板较小,近"O"形。半月板一方面加深了关节窝的深度,增强了关节的稳固性;另一方面半月板可同股骨髁一起做旋转运动,因而也增加了膝关节的灵活性。部分膝关节半月板损伤患者有打软腿或膝关节交锁现象,股四头肌萎缩、膝关节间隙固定的局限性压痛为主要表现。

特效穴位按摩

※ 按揉阳陵泉穴

位置:膝盖斜下方,小腿外侧腓骨小头前下方凹陷中。

按摩方法:被按摩者取仰卧位或侧卧位,按摩者用大拇指顺时针方向按揉阳陵泉穴约2分钟,然后逆时针方向按揉约2分钟。

功效主治:经常按摩此穴可疏肝利胆,强健腰膝。能够改善膝关节周围疼痛、膝关节半月板损伤、膝关节肿胀、膝关节炎及周围软组织疾病等。

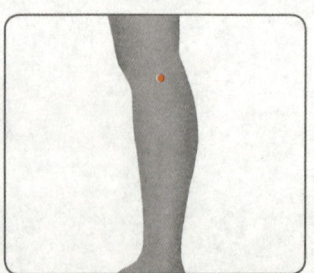 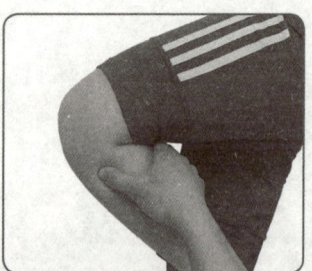

※ 点揉膝眼穴

位置：膝盖骨下方两侧的凹陷中，内侧称"内膝眼"，外侧称"外膝眼"，又叫"犊鼻"。

按摩方法：给被按摩者膝关节下面垫上薄枕，按摩者用拇、食指点揉膝眼1分钟，以局部有酸胀感为佳。

功效主治：此穴可活血通络，疏利关节。能够改善膝关节肿胀、膝关节半月板损伤、膝关节骨性关节炎等。

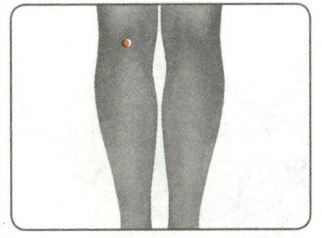
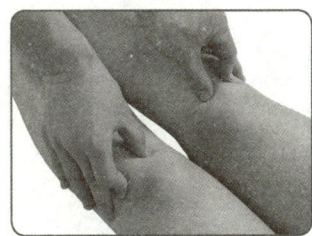

※ 按揉三阴交穴

位置：小腿内侧，内踝尖直上四横指，胫骨后缘处。

按摩方法：被按摩者仰卧，按摩者用拇指顺时针按揉三阴交2分钟，然后逆时针按揉2分钟。

功效主治：经常按摩此穴可健脾胃、益肝肾、调经带。能够改善膝、踝关节，以及膝关节半月板损伤等。

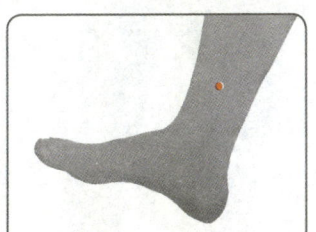
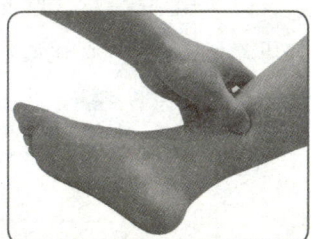

※ 按揉昆仑穴

位置：外踝正后方，外踝尖与跟腱之间凹陷处。

按摩方法：按摩者用手握住被按摩者踝部，用拇指指腹自上而下推按昆仑穴2分钟，以局部有酸胀感为佳。

功效主治：经常按摩此穴可安神清热，舒筋活络。能够改善下肢瘫痪、膝关节炎、膝关节半月板损伤、膝关节周围软组织疾病、踝关节扭伤、坐骨神经痛等。

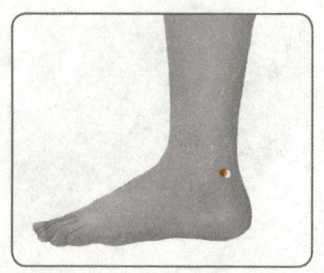
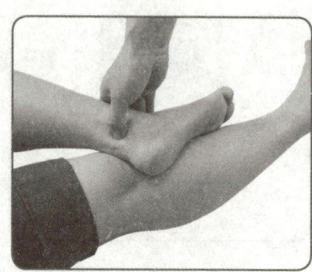

※ 按揉膝阳关穴

位置：位于膝外侧，在阳陵泉上3寸，股骨外上髁上方的凹陷处。

按摩方法：取坐位，用左手拇指端揉左侧膝阳关穴，再用右手拇指端揉右侧环跳穴，交叉进行，各10次。

功效主治：经常按摩此穴可疏利关节，祛风化湿。能够改善膝关节疼痛、膝关节半月板损伤、下肢痿痹、风湿性膝关节炎、股痛等。

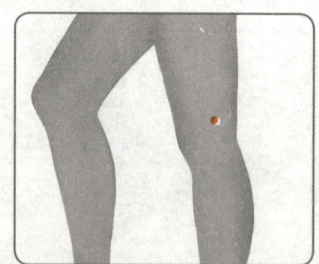

足底反射区按摩

步骤01：从足趾向足跟方向用拇指指腹推压法推按小肠（图01-1）反射区50次，由足跟向足趾方向推按升结肠（图01-2）反射区50次，从右向左推按横结肠（图01-3）反射区50次，从足趾向足跟方向推按降结肠（图01-4）反射区50次，从足外侧向足内侧推按直肠（图01-5）反射区50次。

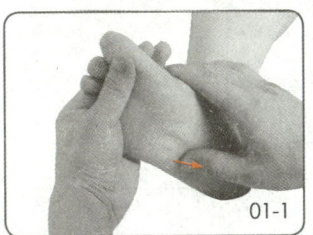
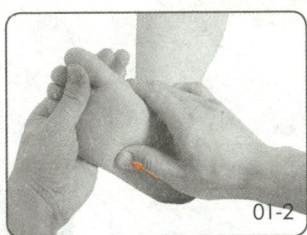

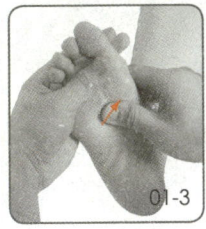
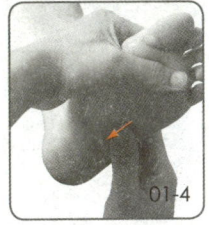
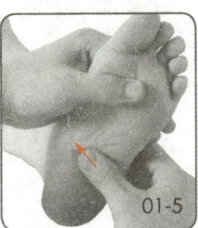

步骤02：食指扣拳法依次顶压肾（图02-1）、肾上腺（图02-2）反射区各50次，按摩力度以局部胀痛为宜。

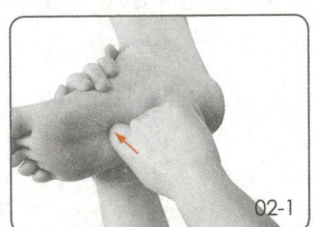
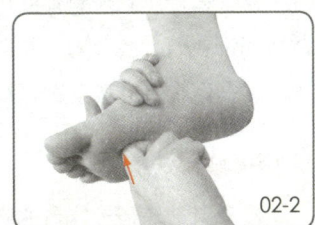

步骤03：食指扣拳法顶压脾（图03-1）、肝（图03-2）、胃（图03-3）、小肠（图03-4）、下身淋巴结（图03-5）反射区各50次。

步骤04：食指扣拳法顶压膝关节反射区30次。

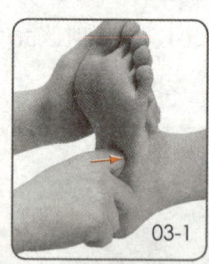
03-1

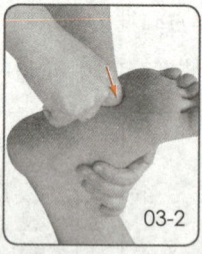
03-2

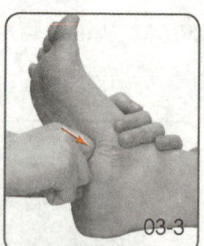
03-3

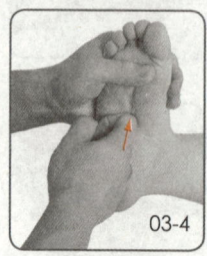
03-4

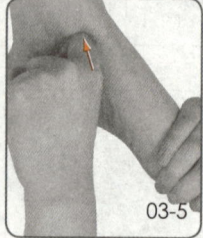
03-5

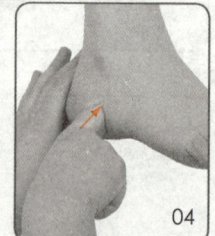
04

其他按摩方法

※ 揉按腿部

双手微握拳，用食指、中指、无名指和小指第一关节的背侧部位着力于腿部。双手旋转腕关节，交错在腿部打圈揉按。从腘窝上方揉按至臀横纹处为一遍，反复做10~20遍。

※ 搓揉腿部

按摩者站在被按摩者的右侧，双手四指平伸，食指、中指、无名指紧紧并拢，并向手背方向绷直。同时，拇指的掌骨和食指的掌骨用力并拢，拇指用力向手背桡侧方向绷紧，拇指与食指呈"v"形。然后双手的拇指、大鱼际、食指在腿部快速、用力交错揉搓。

※ 膝部按摩

取坐位，左脚置于凳上，左膝微屈，右腿着地。两手掌心放在左膝关节上，两掌紧贴靠近，两拇指位于关节内侧，两手在左膝关节同时做圆形集中推摩，右手做顺时针环绕，左手按逆向环行。按摩后，膝关节伸展，两手掌垫在膝关节下，用掌心进行擦摩，再在膝关节两侧进行圆形擦摩。

日常调理指南

每天用盐水浸洗患肢足部10～20分钟，对减轻症状、促进修复有一定作用。

经常做股四头肌功能锻炼（早期、术后），以防萎缩。关节积液吸收后主动伸屈，以防粘连。

不要走太久的路，膝关节觉得不舒服时就应立即休息。

减少大运动量的锻炼，如跑步、跳高、登山、走斜坡。

不做膝关节的半屈位旋转动作，防止半月板损伤。

注意膝关节的保暖，可以穿长裤、护膝来保护膝关节。

少搬重物，少穿高跟鞋。

防止外伤及避免过度劳累。

鞋子的选择很重要。一双合脚的鞋子，不仅可以让你走路舒适，还可以减少运动时膝关节承受的撞击与压力。

梨状肌综合征

梨状肌起于第二、三、四骶椎前面,分布于小骨盆的内面,经坐骨大孔入臀部,止于股骨大粗隆。此肌因急、慢性损伤,或解剖上变异,易发生损伤性炎性改变,刺激或压迫神经,而产生腰腿痛,称为"梨状肌综合征",也称"坐骨神经盆腔出口综合征"。其症状以患侧臀部及下肢坐骨神经痛为主。其疼痛症状常因受凉、走路或活动后加重,咳嗽、大便等腹压增加时,可出现小腿后外侧至足部放射痛加剧;卧床休息后,其症状可减轻。梨状肌紧张试验阳性是本病的重要体征。

特效穴位按摩

※ 按揉秩边穴

位置:平第四骶后孔,骶正中嵴旁开四横指宽处。

按摩方法:取立位,双手掌根分别按于两侧秩边穴,向外按揉2~3分钟,以局部有温热感或酸胀感为度。

功效主治:经常按摩此穴可舒筋活络,强健腰膝,调理下焦。能够改善腰背痛、急性腰扭伤、梨状肌综合征、下肢瘫痪、坐骨神经痛、下肢痛等。

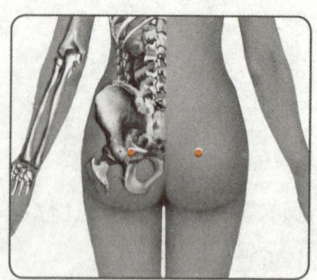
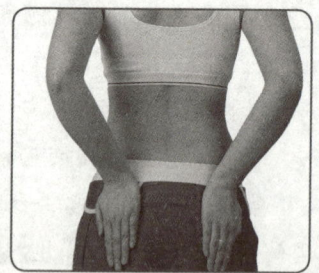

※ 按揉膀胱俞穴

位置：骶部，在骶正中嵴旁1.5寸，平第二骶后孔处。

按摩方法：被按摩者取俯卧位，按摩者用两手拇指点按被按摩者的膀胱俞穴，向内做环形旋转，按摩10分钟，以局部有酸胀感为佳。

功效主治：经常按摩此穴可清热利湿，通经活络。能够改善腰骶神经痛、梨状肌综合征、坐骨神经痛、急性腰扭伤等。

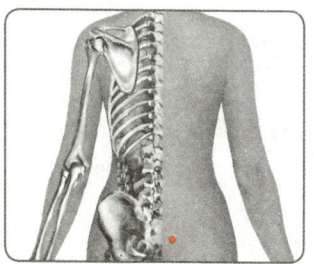
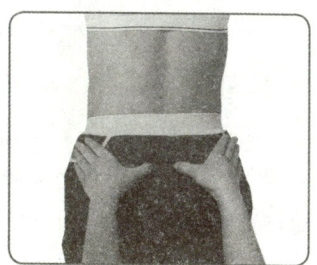

※ 揉擦八髎穴

位置：在骶椎上，分为上髎、次髎、中髎和下髎，左右共8个穴位，分别在第一、二、三、四骶后孔中，合称"八髎穴"。

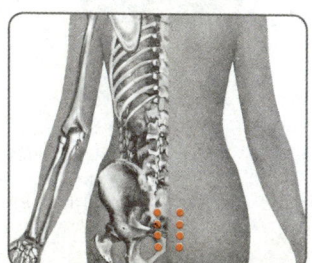
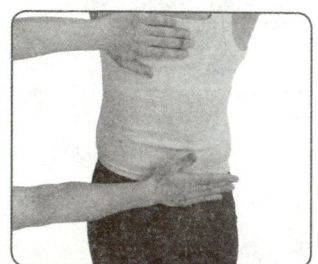

按摩方法：取坐位，用掌揉法或擦法自上而下揉擦至尾骨两旁约2分钟，使局部有酸胀感。

功效主治：经常按摩此穴可调理下焦，通经活络，强腰利湿。能够改善腰骶部疼痛、腰骶关节炎、梨状肌综合征、膝关节炎、坐骨神经痛、下肢瘫痪、小儿麻痹后遗症等。

※ 按揉腰俞穴

位置：位于骶部，在后正中线上，适对骶管裂孔处。

按摩方法：取站位或俯卧位，用右手中指点按腰俞穴，先顺时针方向压揉9次，再逆时针方向压揉9次，连做36次。

功效主治：经常按摩此穴可调经清热，散寒除湿，补益肾气。能够改善腰脊疼痛、梨状肌综合征、下肢萎痹、腰骶神经痛、足清冷麻木等。

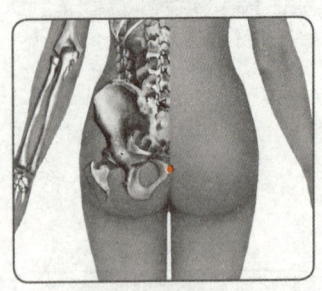
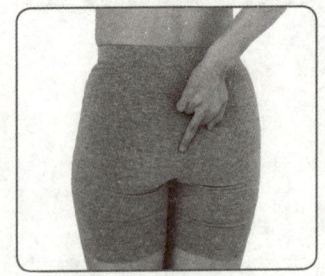

足底反射区按摩

步骤01：食指扣拳法依次顶压肾（图01-1）、肾上腺（图01-2）、膀胱（图01-3）反射区各50次，按摩力度以局部胀痛为宜。

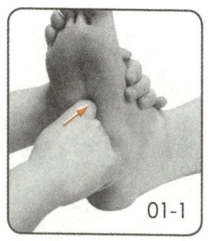
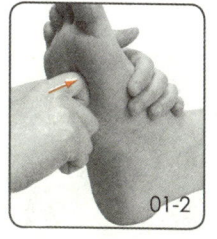
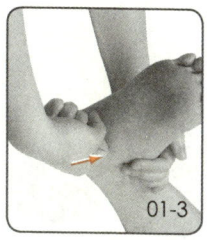

步骤02：拇指指腹推压法推按输尿管反射区50次。

步骤03：食指扣拳法顶压脾（图03-1）、肝（图03-2）、胃（图03-3）、小肠（图03-4）、下身淋巴结（图03-5）反射区各50次。

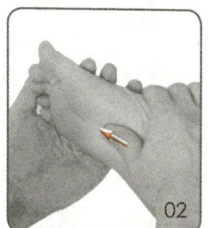
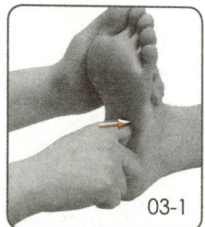
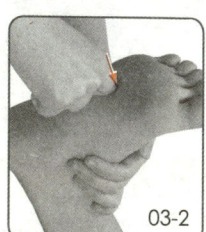

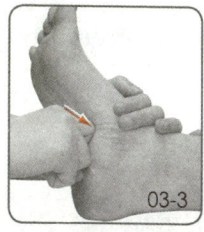
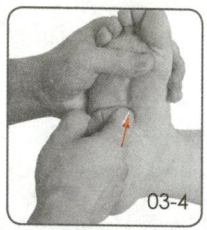
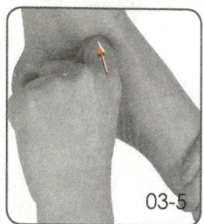

步骤04：拇指推压法依次推按小肠（图04-1）、升结肠（图04-2）、横结肠（图04-3）、降结肠（图04-4）、肺（图04-5）反射区各50次，力度以酸胀为宜。

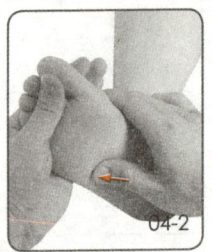
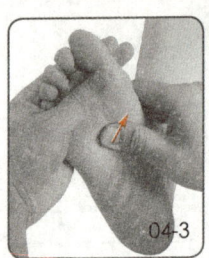
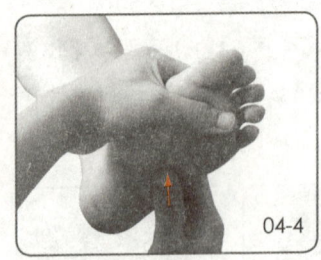
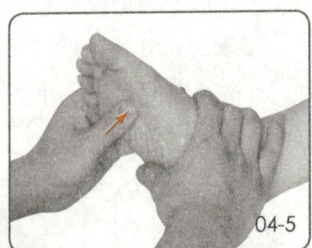

其他按摩方法

1.取俯卧位，两下肢伸直，放松腰臀部肌肉。在腰骶部施用㨰、揉、按法10分钟。

2.两手重叠，着力于痛点上，用力揉推梨状肌以缓解其痉挛。以略发热为宜。

3.再用两拇指相叠，触摸变硬的梨状肌，用力深压并来回拨动梨状肌，一般10～20次即可。

4.被按摩者取俯卧位，放松患侧臀部及下肢，按摩者立于其患侧。在臀部先施以掌根按揉法，手法的刺激量不要大，但需柔和，其目的是使臀部肌肉放松，这样对改善局部的血液供应和回流有利。然后再在梨状肌体表投影区施按压法和弹拨法。手法刺激量一定要由轻到重，要避开臀大肌的抗御力量；弹拨要与梨状肌呈垂直方向。此法可缓解痉挛的梨状肌，祛瘀通络。也可将掌根按揉、按压、弹拨三法结合起来交替应用。

按摩时的注意事项

按摩疗法虽然是梨状肌综合征的主要治疗方法，但并不是做得越多越好。应该注意，按摩疗法不需每天都做，每周2次即可，连续治疗2～3周。

按摩前应了解梨状肌的解剖结构及位置，且使用正确的按摩手法，避免粗野蛮干，这样才能确保按摩的效果，同时可防止其他损伤，特别是神经损伤和肌肉损伤。

日常调理指南

患侧臀部可坚持湿热敷。

患肢宜保暖，多休息，少活动。

患者在日常工作劳动中，应避免再次受伤，同时应避风寒侵袭，以免加重病情。

患者应立刻停止跑步、骑车以及其他一切可能诱发疼痛的活动。

如果坐位时也有疼痛，则应取站立位或抬高患侧臀部。

踝关节扭伤

外力作用下,关节骤然向一侧活动而超过其正常活动度,使踝关节周围软组织如关节囊、韧带、肌腱等发生撕裂伤,称为"踝关节扭伤"。轻者仅有部分韧带纤维撕裂,重者可使韧带完全断裂或韧带及关节囊附着处的骨质撕脱。急性期症状为踝关节肿胀,明显疼痛,不能活动;恢复期症状为淤血逐渐消退,疼痛不剧烈,活动时加重。

特效穴位按摩

※ 推按昆仑穴

位置:外踝正后方,外踝尖与跟腱之间凹陷处。

按摩方法:按摩者用手握住被按摩者的踝部,用拇指指腹自上而下推按昆仑穴2分钟,以有酸胀感为佳。

功效主治:此穴具有疏通经络、消肿止痛的作用。

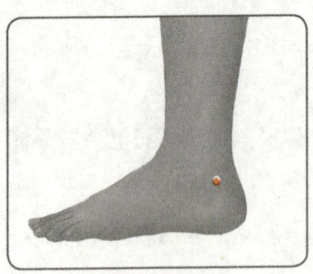 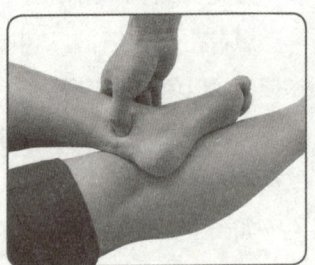

※ 点揉太溪穴

位置:在内踝正后方,内踝尖与跟腱之间凹陷处。

按摩方法:按摩者用手握住被按摩者的踝部,用拇指点压太溪穴约1分钟,然后顺时针方向按揉1分钟,逆时针方向按揉1分钟，以局部有酸胀感为佳。

功效主治：治疗踝关节扭伤、肿痛，高血压，失眠，健忘，月经不调，遗精，阳痿，性交疼痛，小便频数等。

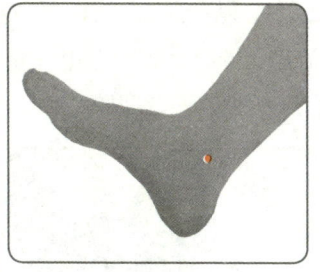
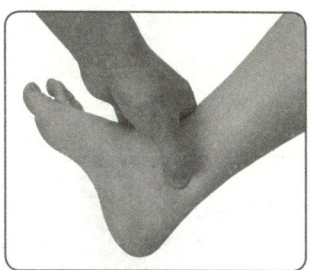

※ 点按解溪穴

位置：在踝关节正前方凹陷中，内外踝连线的中点处。

按摩方法：按摩者用手握住被按摩者的踝部，用拇指点压解溪穴约10秒，然后放松5秒，反复操作，以局部有酸胀感为佳。

功效主治：此穴具有舒筋活络、清胃化痰、镇惊安神的作用。多用于治疗跟腱炎，跟腱疼痛，踝关节周围组织扭伤，足下垂，腓神经麻痹，踝关节前方疼痛、活动受限，踝关节肿胀难以消退，足背或足趾发凉麻木等。

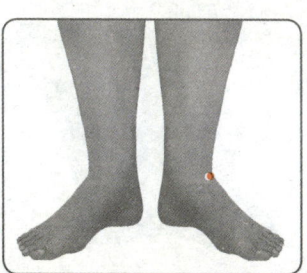
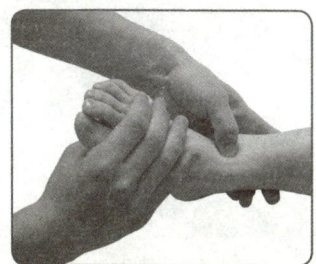

※ 点揉照海穴

位置：在踝关节内侧骨头突起的下缘凹陷中。

按摩方法：按摩者手握被按摩者踝部，用拇指点压穴位1分钟，顺时针揉1分钟，逆时针揉1分钟，以局部酸胀为佳。

功效主治：此穴具有滋阴清热、调经止痛的作用。经常按摩此穴可改善踝关节扭伤后前内侧疼痛、红肿等。

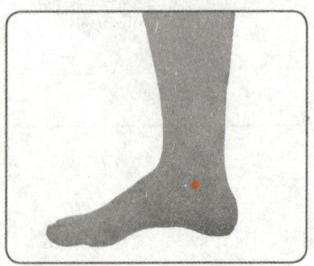
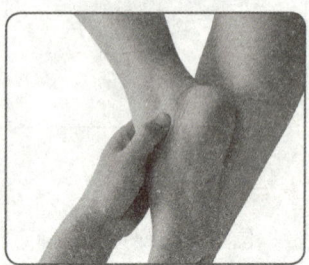

※ 按揉商丘穴

位置：在内踝前下缘的凹陷中。

按摩方法：取坐位，拇指按于商丘穴（其余四指附于足背），顺时针方向按揉约2分钟，以局部有酸胀感为度。

功效主治：此穴具有健脾化湿、通调肠胃的作用，多用于治疗踝关节及周围软组织疾病、足踝扭伤等。

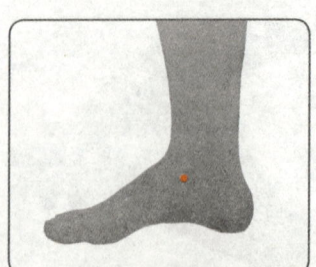
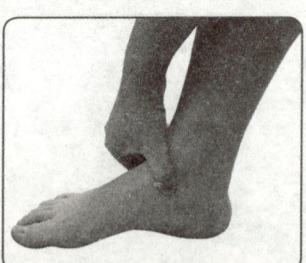

※ 联动三阴交、悬钟穴

位置：三阴交在内踝尖上3寸，悬钟在外踝尖上3寸。

按摩方法：取坐位，小腿放于对侧大腿上，中指按于对侧（患侧）悬钟穴，拇指按于三阴交穴，用力按揉20次。

功效主治：此穴具有健脾胃，益肝肾，调经带，平肝息风的作用。多用于治疗跟腱炎、下肢痿痹、踝关节扭伤等。

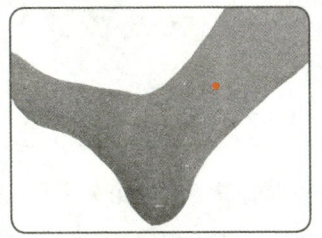
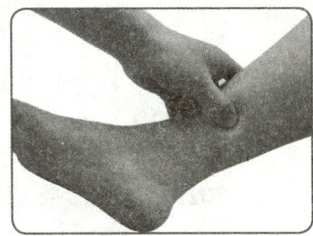

※ 点揉丘墟穴

位置：在外踝前方的凹陷处。

按摩方法：按摩者用手握住被按摩者踝部，用拇指点压丘墟穴约1分钟，然后顺时针方向揉1分钟，逆时针方向揉1分钟，以局部有酸胀感为佳。

功效主治：此穴具有健脾利湿、舒筋活络的作用。多用于治疗踝关节及周围软组织疾病、坐骨神经痛等。

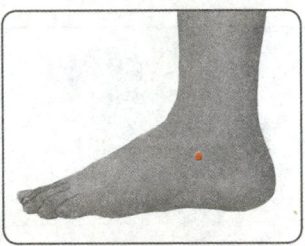
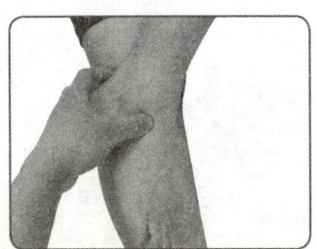

足底反射区按摩

步骤01：食指扣拳法依次顶压肾（图01-1）、肾上腺（图01-2）、膀胱（图01-3）反射区各50次，按摩力度以局部胀痛为宜。

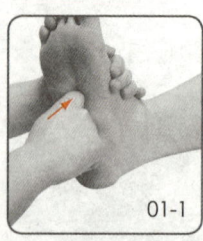
01-1

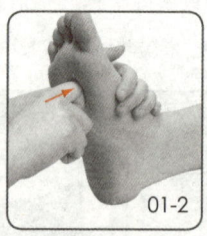
01-2

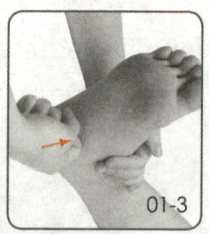
01-3

步骤02：拇指指腹推压法推按输尿管反射区50次。

步骤03：拇指指腹推压法推按肺反射区50次。

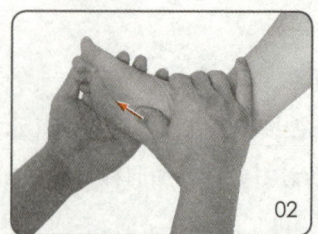
02

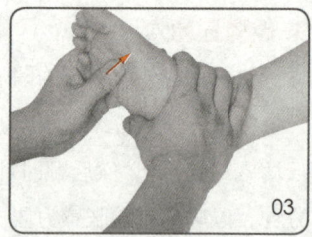
03

步骤04：食指扣拳法依次顶压脾（图04-1）、肝（图04-2）反射区各50次。

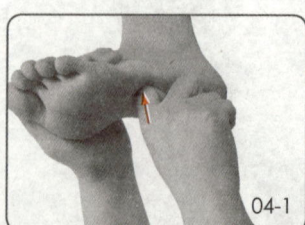
04-1

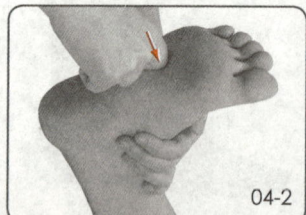
04-2

其他按摩方法

※ 踝关节运动

一手握踝关节上方,一手握足前掌,相对用力拔伸,在此基础上再做踝关节由小幅度到大幅度的屈伸旋转运动。

※ 摇踝关节

将脚踝放在对侧腿上,用同侧的手固定踝关节,另一只手握住足近端,将踝关节向内、向外做环形摇动2~3分钟。

※ 伸屈法

按摩者一手托住足跟,一手握住足跖部拔伸,将踝关节背伸,做跖屈、环转运动。

按摩时的注意事项

按压手法用力可略大,时间要稍短,浅表处穴位可采用间歇按压法,即一压一放。

一般内出血严重,出现大片青紫瘀斑时,不能马上按摩,需24小时后才能进行按摩治疗。

日常调理指南

踝关节扭伤的诊断一般不难,但必须排除常常合并存在的腓骨踝部骨折。如怀疑骨折,需要拍X线片来确定。

中药外用方

威灵仙500克,生甘草60克,松树针60克。上药加清水

500毫升，水煎洗足。每日1～2次。主要治疗关节扭伤、肿胀、骨性关节炎等。

生姜末30克，鸡蛋2个（取蛋清），食盐少许。将以上三味拌匀，敷于肿痛处。每天2～3次。主治关节扭伤、肿胀。

踝关节扭伤急救

日常生活中经常会遇到踝关节扭伤的情况。人们受伤后习惯用热水或热毛巾烫洗患处，或者以酒精搓揉患部，有的甚至盲目坚持行走锻炼或带病工作，误认为这样做可以帮助消肿止痛，促进患病肢体功能的恢复。这些做法是不对的。

踝关节扭伤后，局部软组织（肌肉、血管及韧带）因暴力损伤而出血或渗血，使踝部肿胀疼痛，活动后症状会加重。如果此时按揉或热敷伤处，不但不能使血肿消退，反而会人为地加重患部的损伤，致使伤处血管扩张，增加出血量，使伤情进一步恶化。有的患者踝关节扭伤后局部伤痛并不是十分明显，但盲目热敷处理或草率地揉捏按摩反而会加重踝部伤痛。

那么，踝关节扭伤后应当怎样处理呢？

首先，伤后要避免继续负重或行走，症状重者可采取舒筋理筋手法治疗：让患者端坐或仰卧，医者一手握住伤侧足跟，另一手握足尖，先将踝关节缓慢地拔伸，待片刻后做踝关节的背伸、屈、内翻和外翻动作，并同时缓慢地捋筋通络，切忌仅在伤痛局部按揉。

然后，用绷带或宽胶布将患侧足踝背伸90°轻度外翻位包扎固定,限制行走。3周后解除固定,练习步行。同时可以服用些活血化瘀类药物,以促进损伤组织的修复。对于症状轻者,可在伤后即用冷水或冷毛巾外敷并抬高患肢。因为冷敷能使血管收缩,减轻局部充血,降低组织温度,起到止血、消肿、镇痛的作用。抬高患肢可加快血液、淋巴液回流,以免血液淤积于血管损伤处。如果踝部扭伤已超过24小时,则应改用热敷疗法。因为热敷能改善血液和淋巴液循环,有利于伤处淤血和渗出液的吸收。

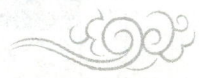

足跟痛

足跟痛又称"跟痛症"，是一种常见病。以足跟肿胀、麻木疼痛、局部压痛、行走困难为特征。足跟痛又称"跟骨骨刺"或"跟骨骨质增生"，即足跟底部局部性疼痛，多见于40～60岁的中老年人，与外伤或劳损有关。表现为足跟疼痛剧烈，疼痛部位一般都很局限，足跟部有明显压痛点。晨起下地活动疼痛严重，活动后疼痛减轻，但久站久行疼痛又加重，部分患者足跟部轻度肿胀。X线片多数可见跟骨骨质增生。临床上以足跟底部肿胀、压痛及足跟不能着地行走为主要特征。

特效穴位按摩

※ 点按压痛点穴

位置：在足跟局部。

按摩方法：患足搁于健侧膝关节上，找到跟底压痛最明显的部位，用拇指指端点按3～5分钟，力量由轻到重，手法宜深沉。以局部有酸胀或酸痛感为宜。

功效主治：此穴具有疏通经络、活血化瘀、缓解疼痛的作用。多用于治疗踝关节扭伤、跟腱炎、足跟痛等。

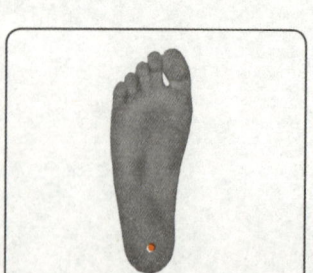 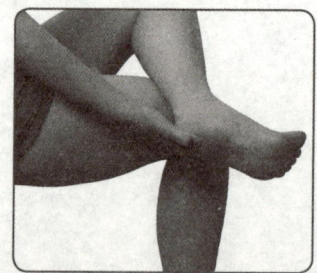

※ 按揉丘墟穴

位置：在外踝前下缘凹陷处。

按摩方法：取蹲位，用中指按于患侧丘墟穴（拇指附于内踝后），向外按揉2分钟，力度以能够忍受为度。

功效主治：此穴具有健脾利湿、泄热退黄、舒筋活络的作用。多用于治疗坐骨神经痛、膝关节痛、下肢痿痹、踝关节及周围软组织疾病、腓肠肌痉挛、足跟痛、跟腱炎等。

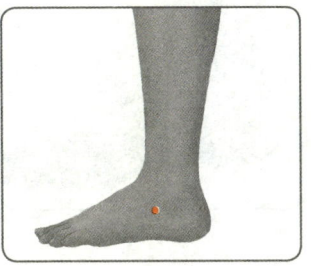
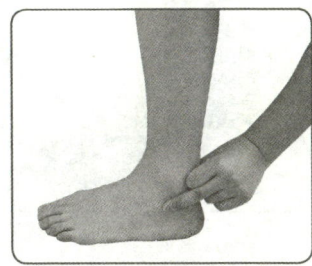

※ 联动昆仑穴、太溪穴

位置：昆仑位于外踝后方，在外踝尖与跟腱之间的凹陷处；太溪位于内踝后方，在内踝尖与跟腱之间的凹陷处。

按摩方法：取坐位，拇指、食指分别按于昆仑、太溪，用力对拿20～30次。

功效主治：此穴具有滋阴益肾、壮阳强腰的作用。多用于治疗下肢瘫痪、跟腱炎、足跟痛、腰肌劳损、足踝肿痛、踝关节炎等。

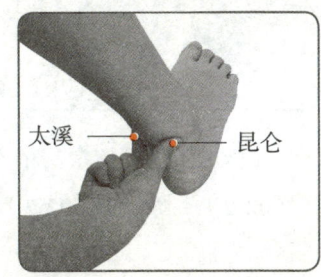

※ 按揉公孙穴

位置：位于足内侧缘，在第一跖骨基底部的前下方。

按摩方法：取坐位，用拇指指端顺时针方向按揉公孙穴2分钟，再点按半分钟，以局部酸胀为度。

功效主治：此穴具有健脾胃、调冲任的作用，经常按摩可改善足跟痛。

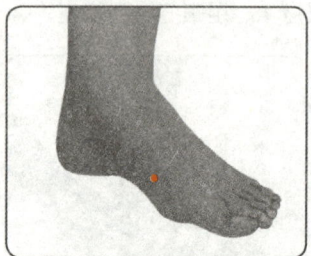
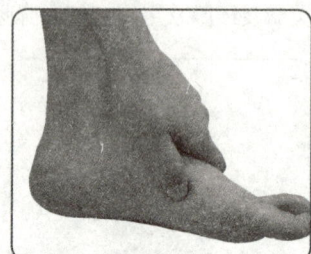

足底反射区按摩

步骤01：食指扣拳法依次顶压脾（图01-1）、肝（图01-2）反射区各50次。

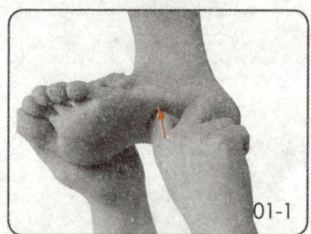
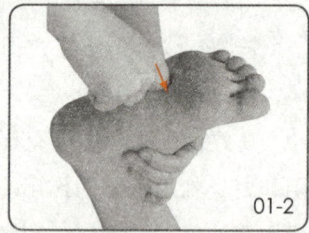

步骤02：食指扣拳法依次顶压肾（图02-1）、肾上腺（图02-2）、膀胱（图02-3）反射区各50次，按摩力度以局部胀痛为宜。

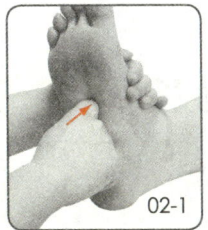
02-1
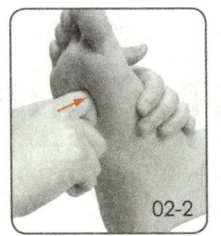
02-2
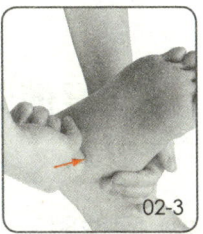
02-3

其他按摩方法

※ 捏拿跟腱

拇指与其余四指相对，捏拿跟腱、足跟部2~3分钟，使局部产生热胀、轻松感。

※ 掌摩足跟压痛点

患足搁于健侧膝关节上，用掌根部在压痛部位按摩，力度适中即可。

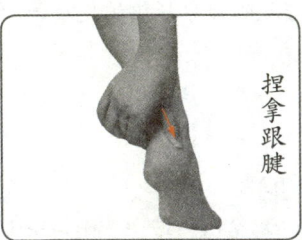
捏拿跟腱

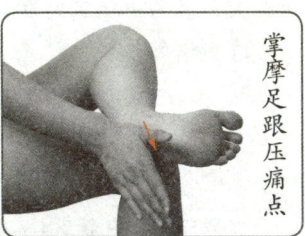
掌摩足跟压痛点

日常调理指南

防治足跟痛要穿柔软舒适的鞋，在家中最好穿富有弹性的拖鞋。天气转冷时要注意足部保暖，防止风寒潮湿的侵袭。适度参加户外活动也能很好地预防足跟痛。

其他关节常见病对症按摩

网球肘

网球肘（肱骨外上髁炎）是指肘外侧肌腱发炎疼痛。网球肘是因网球运动员经常发生这种肘关节外侧疼痛而得名。其实，肘关节活动过度、强度过大者均易患此病。该病又称为"肱桡关节滑囊炎""前臂伸肌总腱炎""肱骨外上髁炎"及"肱骨外上髁软组织劳损"等。疼痛是由于负责手腕及手指背伸的肌肉重复用力而引起的。患者会在用力抓握或提举物体时感到患部疼痛。网球肘是过劳性综合征的典型例子。研究显示，手腕伸展肌，特别是桡侧腕长伸肌，在进行手腕伸直及向桡侧用力时，张力十分大，容易出现肌肉筋骨连接处的部分纤维过度拉伸，形成轻微撕裂。

※ 按揉手三里穴

位置：肘横纹外侧端，曲池下2寸。

按摩方法：按摩者用左手托住被按摩者手臂，用右手大拇指顺时针方向按揉手三里穴约2分钟，然后逆时针方向按揉约2分钟，左右手交替，以酸胀感向臀部周围放散为佳。

功效主治：经常按摩此穴可通经活络，清热明目，调理肠胃。能够治疗肩周炎、上肢神经痛、腰痛、网球肘等。

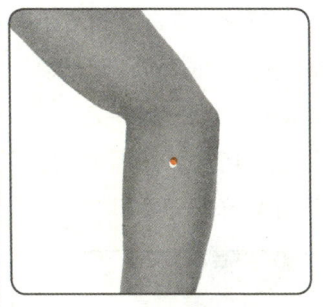
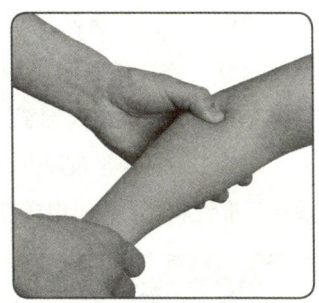

※ 掐揉尺泽穴

位置：微屈曲肘关节，在肘横纹上，肱二头肌外侧缘凹陷处。

按摩方法：按摩者用左手拇指点按被按摩者尺泽穴2分钟，左右手交替，以局部感到酸胀为佳。

功效主治：经常按摩此穴可除湿祛寒，活血通络。能够防治手臂疼痛、肘关节疼痛、网球肘等。

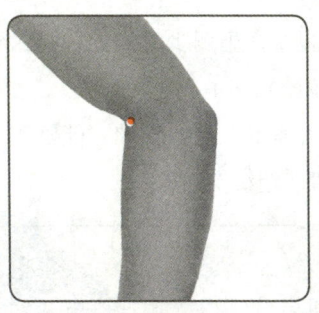
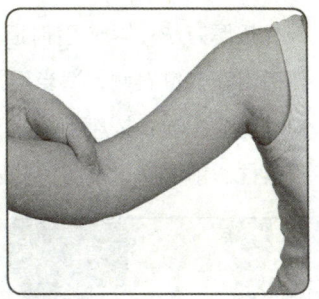

※ 按揉曲池穴

位置：屈曲肘关节，在肘横纹的外侧头与肱骨外上髁连线中点处。

按摩方法：按摩者左手托住被按摩者手臂，用右手拇指顺时针方向按揉曲池穴2分钟，然后逆时针方向按揉2分钟，左右手交替，以局部感到酸胀为佳。

功效主治：经常按摩此穴可活血通络，清热泻火。能够改善颈椎疼痛、上肢过电样疼痛、手臂麻木、网球肘等。

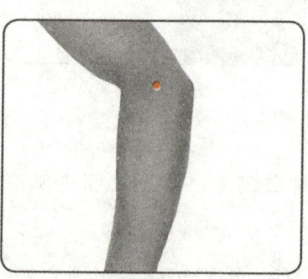
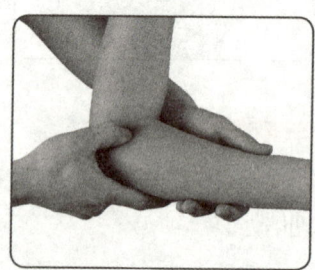

※ 按揉少海穴

位置：屈肘，在肘横纹内侧端与肱骨内上髁连线的中点处。

按摩方法：以一手拇指指腹按在患侧少海穴处，其余四指附在穴位对侧，适当用力按揉0.5～1分钟。

功效主治：按摩此穴可理气通络，益心安神。能够改善落枕、前臂麻木及肘关节周围软组织疾患等。

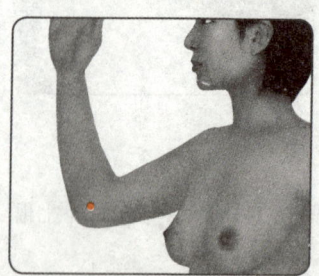
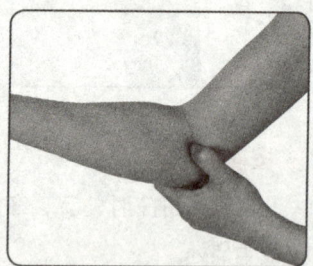

足底反射区按摩

步骤01：食指扣拳法顶压肘（图01-1）、肝（图01-2）、脾（图01-3）、肺（图01-4）反射区各50次。

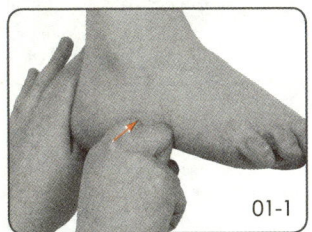

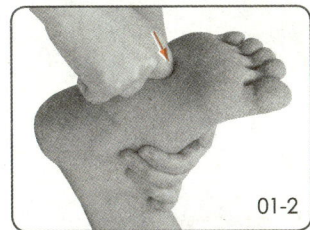

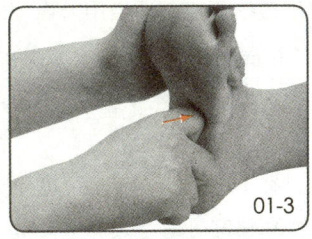

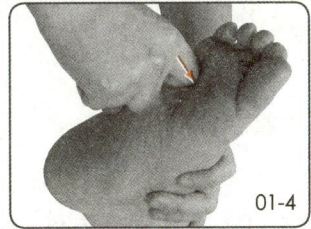

步骤02：食指扣拳法依次顶压肾（图02-1）、膀胱（图02-2）反射区各50次，按摩力度以局部胀痛为宜。

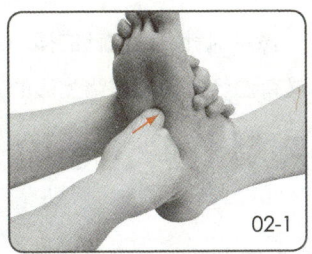

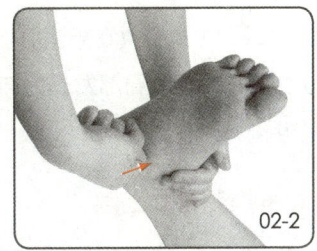

步骤03：拇指指腹推压法推按输尿管反射区50次。

步骤04：食指扣拳法顶压胃反射区50次。

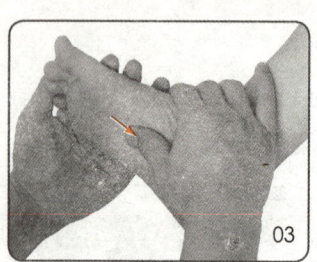 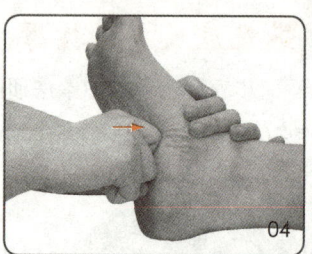

🦋 其他按摩方法

※ 点按疼痛点

以一手拇指指端放在患侧肘部最疼痛点，适当用力点按0.5~1分钟。具有松解粘连、活血止痛的作用。

※ 掌擦肘外侧

以一手掌心放在患侧肘部，适当用力在肘部上下擦摩0.5~1分钟，以肘部发热为佳，擦摩部位可适当大一些。具有温经散寒、调理气血的作用。

※ 掌揉肘痛处

以一手掌心放在患侧肘痛处，做顺时针、逆时针的揉动0.5~1分钟，以局部发热为佳。具有温经散寒、通络止痛的作用。

※ 推揉肱骨外上髁

以一手拇指指腹按在患侧肱骨外上髁处，适当用力，做上、下推揉动作，约1分钟。具有松粘解痉、活血止痛的作用。

※ **理筋手法**

患者正坐，按摩者先用拇指在肱骨外上髁及前臂桡侧痛点处弹拨、分筋；然后用一手由背侧握住腕部，另一手掌心顶托肘后部，拇指按压在肱桡关节处，握腕手使桡腕关节掌屈，并使肘关节做屈、伸交替的动作，同时另一手于肘关节由屈曲变伸时在肘后部向前顶推，使肘关节过伸，肱桡关节间隙加大，如有粘连时，可解除粘连。

日常调理指南

早期局部停止活动，用石膏固定，部分患者经休息可自行缓解。

避免过度疲劳，尽量少做伸腕运动。

进行体育运动前，要做好充分的准备活动。平时活动较少的人，应避免突然的肘部过度活动。

从事反复伸屈肘关节工作的中老年人，应注意劳逸结合，适度进行有针对性的锻炼。

平时操作电脑、料理家务前，要做好热身运动，特别是手臂和手腕的内旋、外旋、背伸练习。

每次活动后，要重视放松练习。最好按摩手臂，使肌肉柔软不僵硬，保证手臂肌肉与收缩的协调性，减少"网球肘"的产生。

有效地使用弹力绷带和护肘，对慢性"网球肘"的伤情扩展有一定的限制。

腕关节损伤

腕关节由桡尺远端关节、腕骨间关节、桡尺腕关节、腕中关节、腕掌关节组成。主要作用是使腕背伸、屈腕及前臂旋转。病因以扭拧伤最为常见，如不慎跌倒，手掌或手背着地支撑，迫使腕部过度背伸、掌屈；或拧螺丝等用力过猛，腕部过度旋转。此外，也有因腕部劳损过度、职业性劳损等引起。临床表现为腕部肿胀疼痛，功能活动障碍，动辄加剧，局部压痛，慢性劳损者肿胀疼痛不明显，仅有酸痛乏力或不灵活感觉。

特效穴位按摩

※ 点揉阳溪穴

位置：拇指向上翘起时，腕关节背侧横纹上两根紧张的肌腱之间凹陷处。

按摩方法：按摩者一手托住被按摩者腕部，用另一手拇指点按阳溪穴0.5分钟，随即顺时针方向揉约1分钟，然后逆时针方向揉约1分钟。

功效主治：按摩此穴可清热散风，通利关节。能够改善腕关节疼痛、腱鞘炎、腕关节及其周围软组织疾病等。

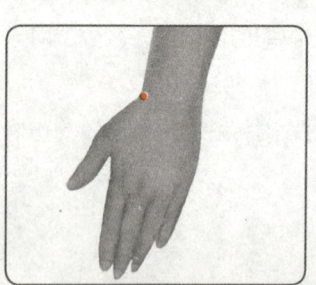
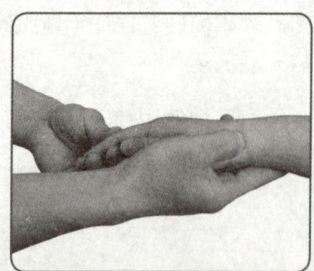

※ 点揉外关穴

位置：在腕关节横纹上约三横指宽处，手臂外侧正中。

按摩方法：按摩者用一手托住被按摩者前臂，另一手拇指点按外关穴约1分钟，然后顺时针方向按揉约1分钟，逆时针方向按揉约1分钟，以酸胀感向腕部和手放散为佳。

功效主治：按摩此穴可清热解表，通经活络。能够改善上肢关节炎、桡神经麻痹、手臂痛、腕关节扭伤等。

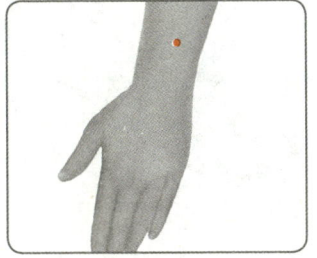
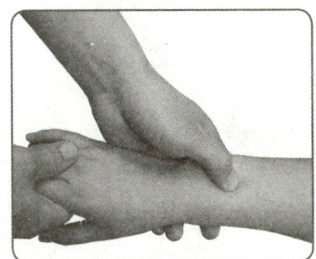

※ 按揉内关穴

位置：手臂内侧中间，腕关节横纹上约三横指宽处。

按摩方法：前臂半屈，用一手的拇指指尖按于另一手的内关穴，其食指或中指则按着外关穴，向内对按20次。

功效主治：按摩此穴能够改善腕关节扭伤等。

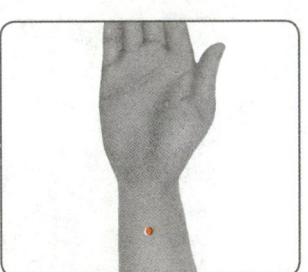
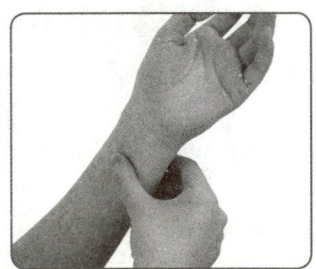

※ 点揉阳池穴

位置：腕背横纹上，背伸腕关节时紧张的肌腱外侧缘。

按摩方法：用右手拇指点按左手阳池穴0.5分钟，顺时针按揉约1分钟，再逆时针按揉约1分钟，以局部酸胀为佳。

功效主治：按摩此穴可清热通络，通调三焦。能改善手腕部损伤、前臂及肘部疼痛、腕关节疼痛等。

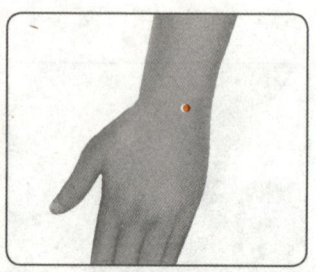
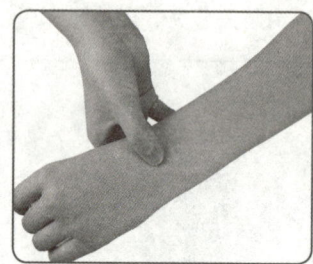

※ 点按腕骨穴

位置：手背外侧，第五掌骨基底部，与钩骨之间凹陷处。

按摩方法：按摩者拇指点按被按摩者腕骨穴约1分钟，直到感觉酸胀为止，左右手交替进行。

功效主治：按摩此穴可温经祛寒，通络止痛。能够改善手臂痛、腕关节扭伤等。

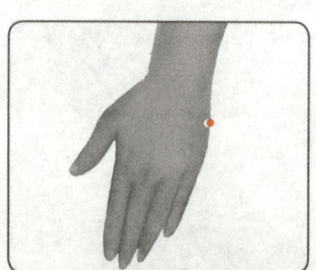
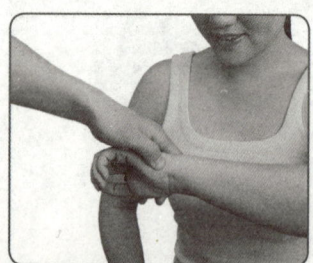

※ 掐按神门穴

位置：掌心向上，腕关节靠小指侧之腕横纹上。

按摩方法：按摩者用左手拇指点按被按摩者右手神门穴约1分钟，左右手交替进行，以局部酸胀为佳。

功效主治：解除痉挛，治疗腕关节的软组织损伤与劳损等。

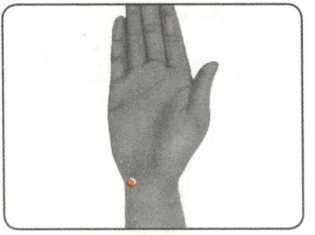
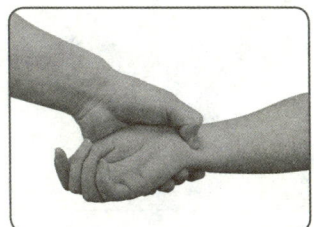

足底反射区按摩

步骤01：食指扣拳法依次顶压肾（图01-1）和肾上腺（图01-2）反射区各50次。

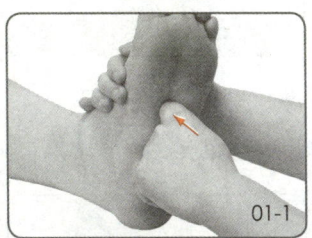
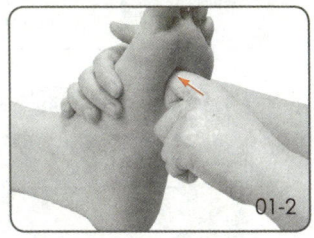

步骤02：拇指指腹推压法推按颈椎反射区30次。

步骤03：食指扣拳法依次顶压膀胱（图03-1）、胆（图03-2）、肝（图03-3）、脾（图03-4）、十二指肠（图03-5）反射区各50次，按摩力度以局部胀痛为宜。

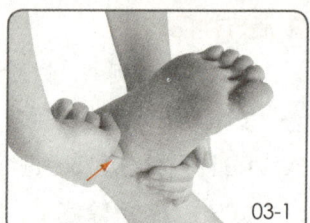

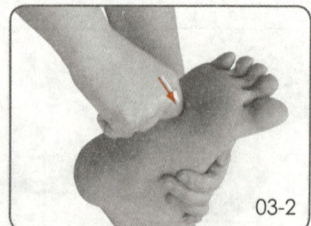
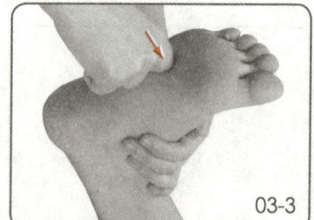

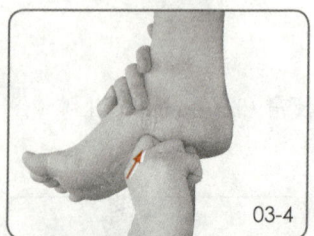
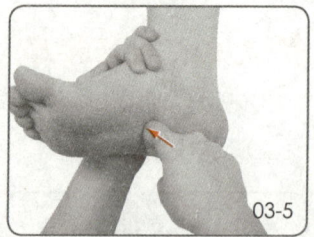

步骤04：拇指指腹推压法推按肺反射区50次。

步骤05：食指扣拳法顶压脾反射区50次。

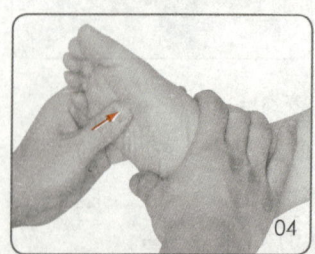
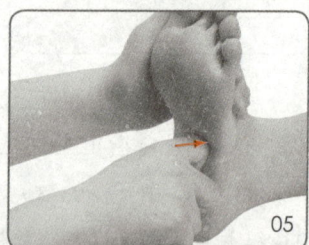

其他按摩方法

1. 取坐位，一手将患侧手部牵引固定，另一手以掌擦患侧腕部2分钟，以透热为度。

2. 取坐位，放松腕部，用双手拇指按压患侧腕关节背侧，其余四指握住腕部进行拔伸牵引，在牵引下将腕部旋转摇动4次。

3. 在伤处周围用揉法揉4分钟，改善局部的血液循环。

4. 作腕部牵拉拔抻摇晃，在压痛点部位，作腕关节拔抻下的屈腕动作。

5. 拿住拇指第1掌骨，自外向里摇晃4～5次，按上法依次拔抻2～5指，最后双手握住患腕上部上下抖动数十次。

按摩时的注意事项

推拿治疗腕部急性损伤后，疼痛和肿胀较为明显，所以，手法操作宜轻柔。

日常调理指南

扭伤初期局部往往出现肿胀，24/小时以内，可用冰块或凉毛巾进行冷敷，以防肿胀扩大；一天之后再采用热敷，以改善血液循环，促进淤血吸收，会有较好的效果。

可服用祛淤消肿止痛药如七厘散、舒筋活血片、三七伤药片、跌打丸等药物，以舒筋活络，活血散瘀。

固定法对较重的腕关节扭伤较为有效。可以在扭伤部位，用两块夹板，掌背侧各一块，将腕关节固定于功能位两周，去除固定后，加强功能锻炼并进行推拿治疗。

腕管综合征

腕管综合征又称为"迟发性正中神经麻痹"，是正中神经在腕管内受压而产生的食指、中指疼痛、麻木和拇指肌肉无力感等症候。局部骨折脱位、韧带增厚或管内的肌腱肿胀、膨大使腕管相对变窄，致使腕部正中神经慢性损伤产生腕管综合征。多发于30～50岁的音乐家、教师、编辑、记者、建筑设计师、矿工等。此外，孕妇、风湿性关节炎患者也可能患上此症。

特效穴位按摩

※ 点揉阳溪穴

位置：拇指向上翘起时，腕关节背侧横纹上两根紧张的肌腱之间凹陷处。

按摩方法：按摩者一手托住被按摩者腕部，用另一手拇指点按阳溪穴0.5分钟，随即顺时针方向揉约1分钟，然后逆时针方向揉约1分钟。

功效主治：按摩此穴可清热散风，通利关节。能够改善腕关节疼痛、腕管综合征、腱鞘炎、腕关节及其周围软组织疾病、前臂疼痛等。

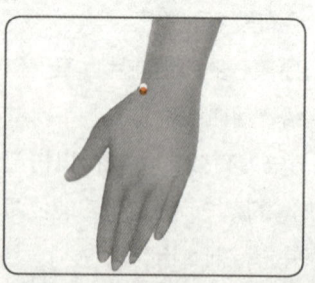
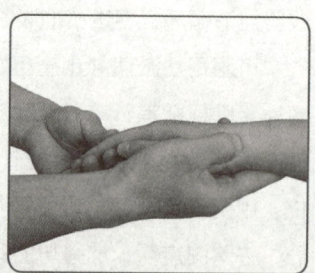

※ 点按腕骨穴

位置：手背外侧，第五掌骨基底部，与钩骨间凹陷处。

按摩方法：按摩者拇指点按被按摩者腕骨穴约1分钟，直到感觉酸胀为止，左右手交替进行。

功效主治：按摩此穴可温经祛寒，通络止痛。能够改善腕管综合征、腕关节扭伤、腕关节及周围软组织疾病等。

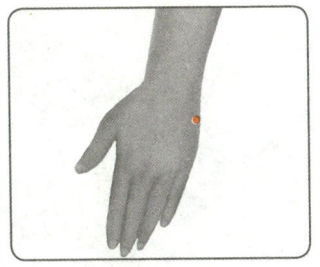
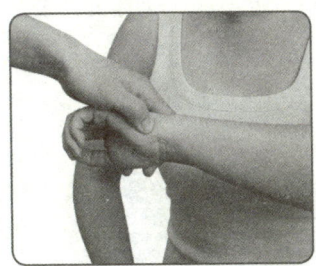

※ 按揉大陵穴

位置：腕掌侧横纹中点。

按摩方法：前臂半屈，用一手拇指螺纹面按于另一侧大陵穴，顺时针方向按揉2分钟，以局部酸胀为佳。

功效主治：按摩此穴可宁心安神，和营通络。能够改善腕关节及周围软组织疾患，腕管综合征，手腕扭伤等。

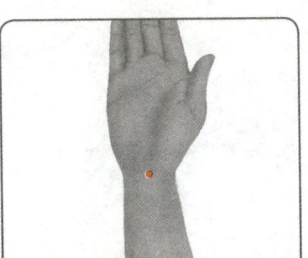
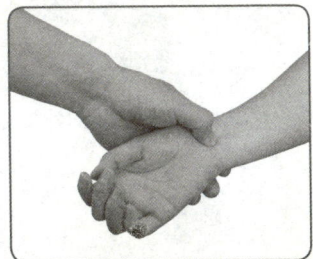

※ 推揉劳宫穴

位置：手握拳时，中指指尖下。

按摩方法：用一手拇指推揉另一手掌劳宫穴2分钟，左右手交替，以局部有酸胀感为佳。

功效主治：按摩此穴可促进手部血液循环，调节新陈代谢，增强手部关节肌肉的灵活性和弹性，改善腕管综合征等。

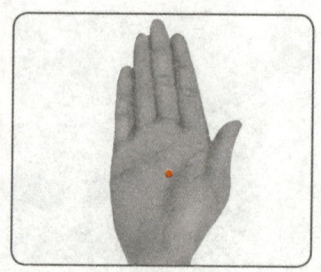
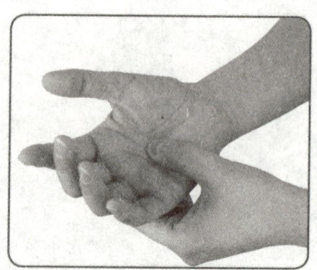

※ 掐按少商穴

位置：大拇指指甲根内侧一点。

按摩方法：按摩者指甲掐按被按摩者少商穴30秒，放松10秒，反复操作10余次，左右手交替进行。

功效主治：经常按摩此穴可通经活络，镇痛开窍。能够改善手腕疼痛、腕管综合征等。

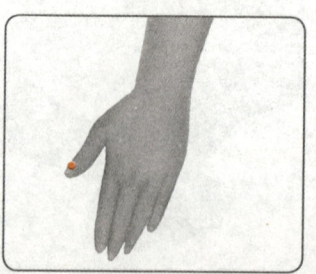
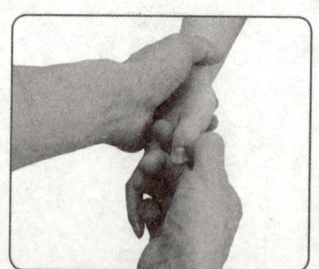

※ **掐揉合谷穴**

位置：手背部，拇指与食指的根部交接处，肌肉最高点。

按摩方法：按摩者用一手握住被按摩者一手手掌，并用拇指指腹掐揉被按摩者合谷穴30次。

功效主治：合谷穴为经络合穴，镇痛通络。经常按摩能够改善手腕疼痛、腕管综合征等。

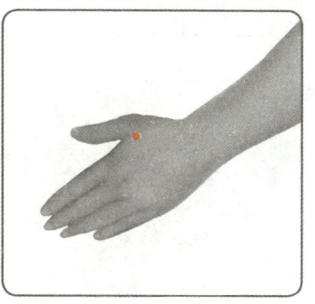 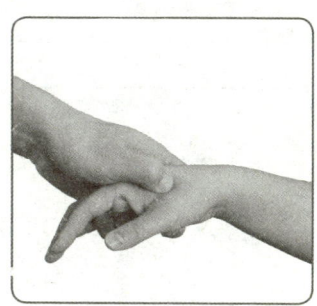

足底反射区按摩

步骤01：拇指指腹推压法推按输尿管反射区50次。
步骤02：拇指指腹推压法推按肺反射区50次。
步骤03：拇指指腹推压法推按甲状腺反射区50次。

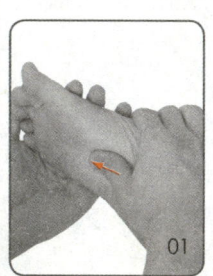 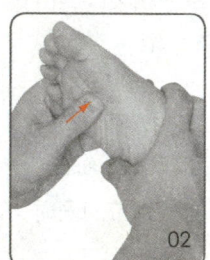 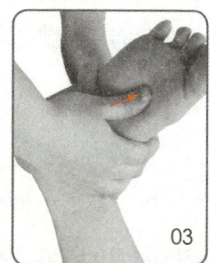

步骤04：食指扣拳法依次顶压肾（图04-1）、肝（图04-2）、肾上腺（图04-3）、膀胱（图04-4）反射区各50次，以局部胀痛为宜。

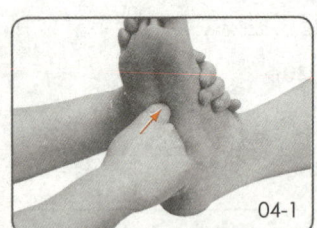
04-1

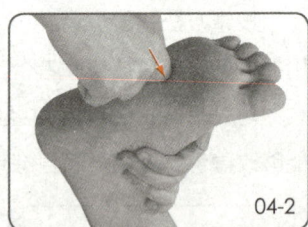
04-2

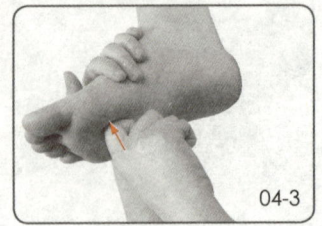
04-3

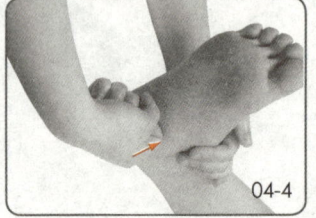
04-4

其他按摩方法

※ 拔伸法

按摩者一手握住患肢前臂远端，另一手握住掌指部，两手在缓慢轻度向相反方向牵引的同时，握掌指之手帮助腕关节做背伸和屈腕活动5～7次。

※ 震颤法

按摩者一手握住患肢前臂远端，另一手握住掌指部，两手在缓慢轻度向相反方向牵拉的同时，握掌指之手反复进行震颤活动1～2分钟。

※ 推揉法

患者患肢伸直，掌心向内。按摩者一手托住患肘前臂，另一手的大鱼际、拇指、食指着力沿手太阴肺经、手少阴心经和手厥阴心包经的循行线边推边揉，反复施术3分钟。然后，一手握住患侧腕部，另一手拇指轻柔缓和地揉捏腕部及手掌桡侧2分钟。

※ 勒法

按摩者左手握住腕部，右手食指、中指的第二节挟持患肢手指末节远端，急拉滑开发出"嘎嘎"声。第二、三、四指依次进行。

日常调理指南

平时应养成良好的坐姿，不论工作或休息，都应该注意手和手腕的姿势。如电脑的键盘应正对自己，如果斜摆在一边，可能会导致手腕过度弯曲紧绷；把椅子调整到最舒适的高度，坐下时双脚正好能平放在地面；让屏幕处于视线水平或稍低。保持手腕伸直，不要弯曲，但也不要过度伸展；肘关节成90°；坐时背部应挺直并紧靠椅背，而且不要交叉双脚，以免影响血液循环。

增生性骨关节炎

增生性骨关节炎又称为"骨质增生症""骨性关节炎""退行性关节病""老年性关节炎""肥大性关节炎",是由于构成关节的软骨、椎间盘、韧带等软组织变性、退化,关节边缘形成骨刺,滑膜肥厚等变化,而出现骨破坏,引起继发性的骨质增生,导致关节变形,当受到异常载荷时,引起关节疼痛、活动受限等症状的一种疾病。一般骨质增生只发生于一侧,以疼痛、麻木、肿胀为主。多发生于45岁以上的中老年人,男性多于女性,常用腰部活动的重体力劳动者及运动员易患此病,最常见于膝、髋、腰椎、颈椎、肘等关节。

特效穴位按摩

※ 掌揉气海穴

位置:肚脐直下约二横指宽处。

按摩方法:取仰卧位,用大拇指顺时针方向按揉2分钟,揉至发热时疗效佳。

功效主治:按摩此穴可益气助阳,调经固经。能够改善骨质的营养供给,改善骨骼密度,预防及改善骨质增生等。

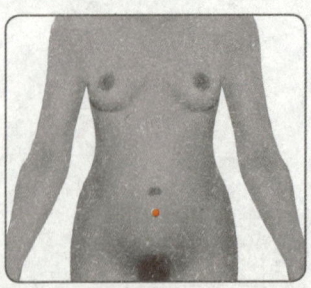
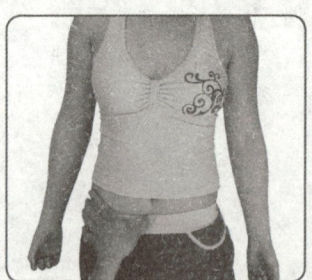

※ 按揉关元穴

位置：脐下四横指，腹正中线上取穴。

按摩方法：取仰卧位，先用拇指或食指顺时针方向按揉关元穴2分钟，再点按0.5分钟，以局部有酸胀感为度。

功效主治：改善颈椎病、骨质增生、骨结核等。

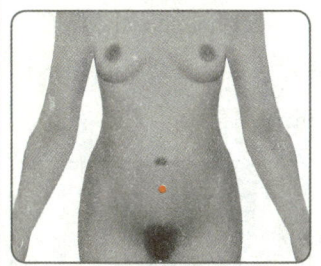
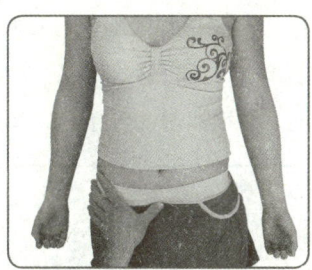

※ 按揉大椎穴

位置：颈椎根部，第七颈椎下缘。

按摩方法：被按摩者取坐位、低头，按摩者站于其身后，用大拇指顺时针方向按揉大椎穴约2分钟，然后逆时针按揉约2分钟，以局部感到酸胀为佳。

功效主治：经常按摩此穴可疏风散寒，活血通络。能够改善脖子痛、落枕、颈椎病、骨质增生等。

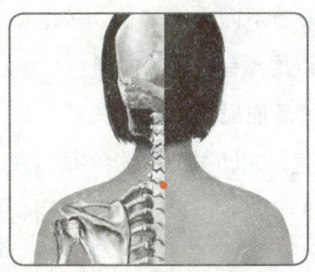
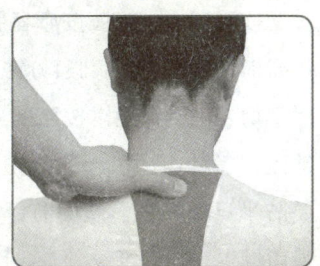

※ 按揉命门穴

位置：腰部，位于第二腰椎棘突下缘的凹陷中。

按摩方法：被按摩者俯卧，按摩者用大拇指顺时针方向按揉2分钟，然后逆时针方向按揉2分钟。

功效主治：经常按摩此穴可舒通经络，促进气血运行，对改善腰酸腿软、腰肌劳损、腰椎间盘突出、腰椎骨质增生、棘间韧带炎、全身疲劳，以及阳痿、滑精、早泄、性欲淡漠、月经不调等所致的腰痛有显著疗效。

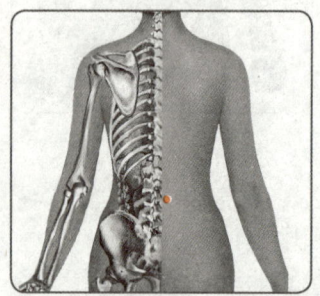 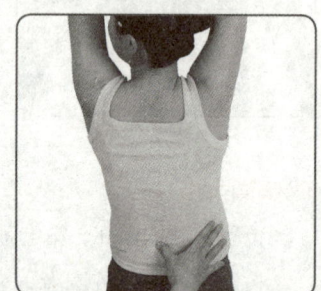

※ 点揉膝眼穴

位置：膝盖骨下方两侧的凹陷中，内侧称"内膝眼"，外侧称"外膝眼"，又叫"犊鼻"。

按摩方法：给被按摩者膝关节下面垫上薄枕，按摩者用拇指、食指点揉膝眼1分钟，以局部有酸胀感为佳。

功效主治：经常按摩此穴可活血通络，疏利关节。能够改善各种原因引起的膝关节病，如膝关节肿胀疼痛、膝关节半月板损伤、膝关节骨性关节炎，以及髌骨软化症、骨质增生、腿痛等。

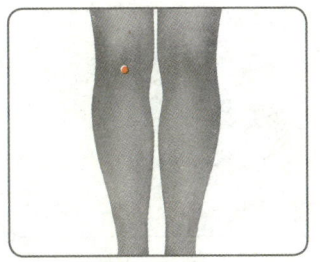
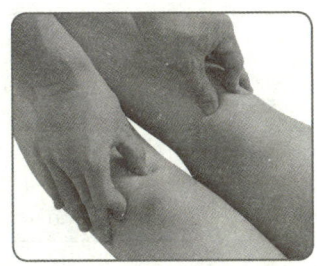

※ 按揉大杼穴

位置：肩胛内侧，第一胸椎棘突下旁开二横指宽处。

按摩方法：被按摩者取坐位或俯卧位，按摩者双手拇指顺时针方向按揉该穴约2分钟，以局部发热为度。

功效主治：经常按摩此穴可强筋骨，清邪热。能够改善颈椎病、腰背肌痉挛、背肌筋膜炎、关节骨质增生、骨结核等。

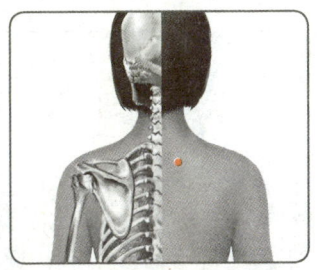
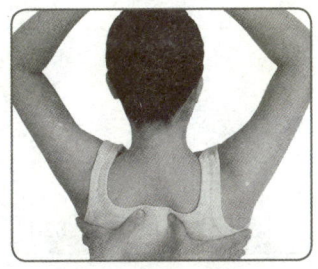

足底反射区按摩

步骤01：食指扣拳法顶压脾（图01-1）、肝（图01-2）、胃（图01-3）、小肠（图01-4）、下身淋巴结（图01-5）反射区各50次。

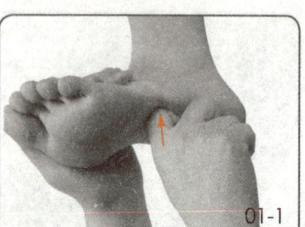
01-1

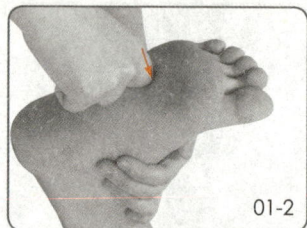
01-2

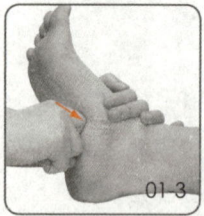
01-3

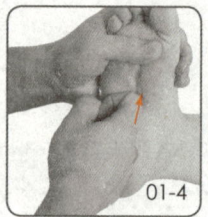
01-4

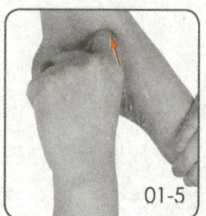
01-5

步骤02：食指扣拳法依次顶压胰腺（图02-1）、垂体（图02-2）、肾（图02-3）、肾上腺（图02-4）、腹腔神经丛（图02-5）反射区各50次，顶压力度以稍觉疼痛为最佳。

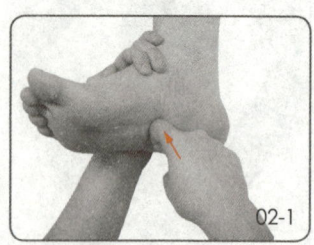
02-1

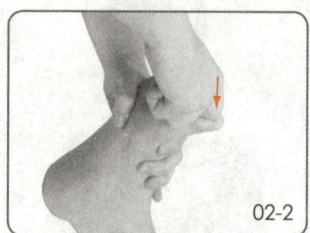
02-2

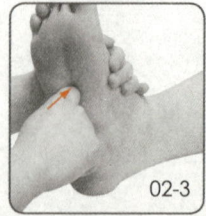
02-3

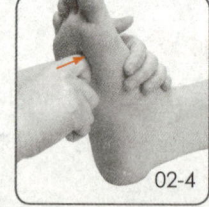
02-4

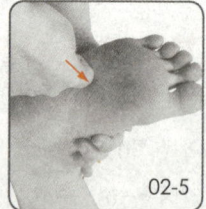
02-5

步骤03：拇指推压法依次推按升结肠（图03-1）、横结肠（图03-2）、降结肠（图03-3）、输尿管（图03-4）、肺（图03-5）反射区各50次，力度以酸胀为宜。

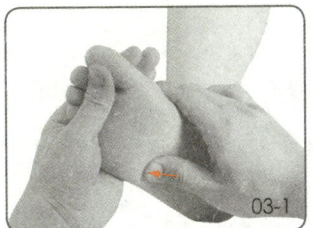
03-1

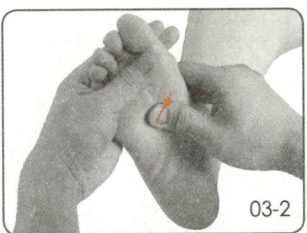
03-2

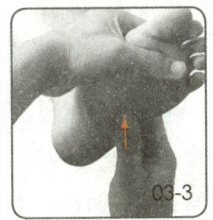
03-3

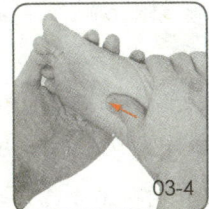
03-4

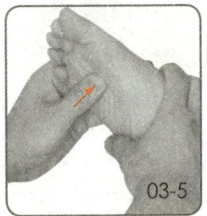
03-5

其他按摩方法

※ 擦腰

站立，两脚分开同肩宽。两手握拳，拳眼侧贴着腰部用力上下擦动。从骶部开始，从下往上，尽可能高，擦动的速度要比较快。每次擦数十次。

※ 擦尾脊

两手摩擦发热后，以右手掌及四指紧贴骶骨处，另一手掌及四指置于右手掌及四指背部，两手同时用力上下摩擦尾骶骨及尾骨尖下部，上下来回共摩擦18～36次。

※ **夹提颈肌**

双手十指交叉,用手掌根部向后夹提颈肌2分钟,然后用手由肩至手反复按摩多次。

※ **捋拨颈肌**

用双手轻持捋两侧颈肌,用食、中、无名三指向正中线拨患侧颈肌2分钟,拨健侧颈肌1分钟。

按摩时的注意事项

增生性骨关节炎患者做按摩治疗可以减轻疼痛,但在做按摩时要注意以下几点:

按摩手法不宜过重。由于增生的骨质本身对组织有一定的刺激作用,产生炎性渗出和损伤,因此,在做按摩时,过重的手法只能加重组织的损伤,破坏局部的血液循环,使疼痛加重。有的腰痛患者让别人用足踩背,严重时甚至造成瘫痪。

按摩应与其他治疗方法综合应用。由于骨质增生的产生是身体内诸多因素综合作用的结果,所以骨质增生的治疗也应采用综合治疗方法。按摩只能促进组织局部的血液循环,对于引起骨质增生的其他因素不起作用。因此,在做按摩时配合理疗、体育锻炼等,能产生事半功倍的效果。

按摩应坚持,不可半途而废。因为骨质增生非一日形成,用按摩的方法治疗骨质增生,减轻症状也非一日之功,要根据症状的轻重、疼痛的部位制订出按摩计划,有计划地进行治疗。

日常调理指南

选择橡皮底的鞋子对足部较好（胜过皮制的）。穿得舒适比穿得好看重要。慢跑鞋是不错的选择。避免走在坚硬的地面上，例如水泥地、木板，或无地毯的地板。可在脚跟处加护垫，以减轻疼痛。

软垫可减轻骨质增生对周围的压迫，可以在骨刺相应的部位挖一个洞。

如果疼痛比较剧烈，可用亚麻仁敷袋热敷；或者轮流用热水及冷水泡脚，对减轻症状大有好处。

每天坚持户外活动半小时到1小时，注意劳逸适度。可以打门球、练太极拳、散步、做健身操等。

偏胖是引发骨质增生的原因之一，因此减肥也是一件刻不容缓的事。

勿吃任何柳橙类水果，尤其是橘子、橙子。也要尽量避免糖、酒、咖啡。这些物质将阻碍复原过程，并扰乱体内的矿物质平衡。应进食高钙食品，如多食牛奶、蛋类、豆制品、蔬菜和水果，必要时要补充钙剂，还要增加多种维生素的摄入，如维生素A和维生素D等。

骨质增生的预防

※ 避免长期剧烈运动

长期、过度、剧烈的运动是诱发骨质增生的基本原因之一。尤其对于持重关节（如膝关节、髋关节），过度的运动使关节面受力加大，磨损加剧。长期剧烈运动还可使骨骼及周围软组织过度受力,造成局部软组织的损伤,使骨骼受力不均,从而导致骨质增生。

※ 适当进行体育锻炼

适当的运动,特别是关节的运动,可增加关节腔内的压力,有利于关节液向软骨的渗透,减轻关节软骨的退行性改变,从而减轻或预防骨质增生,尤其是关节软骨的增生和退行性改变。因此,骨质增生康复的方法在于运动,意义在于消除或减轻增生部位的疼痛以及由此而造成的功能障碍,最大限度地恢复其生活和劳动能力,进而改善和提高患者的生活质量。

※ 减轻体重

体重过重是诱发脊柱和关节骨质增生的重要原因之一。过重的体重会加速关节软骨的磨损,使关节软骨面上的压力不均匀,造成骨质增生。因此,对于体重超标的人,适当地减轻体重可以预防脊柱和关节的骨质增生。

风湿性关节炎

风湿性关节炎是一种与链球菌感染,或链球菌合并病毒感染有关的变态反应性疾病侵犯到关节的滑膜面发生的免疫性炎症。本病常发生于膝、踝、肩、肘、腕等大关节,可同时出现多个关节的红肿热痛。清晨起床时,身体困倦、疲劳、酸痛、关节僵硬,这是关节风湿的初期症状。急性风湿热时,有低热(38℃左右),关节红肿、疼痛等症状,局部皮下有风湿结节,严重时可有关节积液。在季节变化或阴雨不断的天气里,疼痛会越发严重。

特效穴位按摩

※ 按揉秩边穴

位置:平第四骶后孔,骶正中嵴旁开四横指宽处。

按摩方法:取站立位,双手掌根分别按于两侧秩边穴,向外按揉2～3分钟,以局部有温热感或酸胀感为度。

功效主治:按摩此穴具有舒筋活络、强健腰膝、调理下焦的作用。多用于治疗腰背痛、腰肌劳损、急性腰扭伤、坐骨神经痛、梨状肌综合征、风湿性关节炎、下肢痛、下肢瘫痪、脑血管病后遗症等。

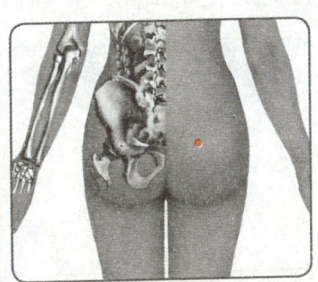
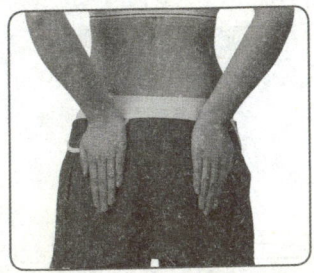

※ 点揉膝眼穴

位置：在膝盖骨下方两侧的凹陷中，内侧称"内膝眼"，外侧称"外膝眼"，又被称为"犊鼻"。

按摩方法：给被按摩者膝关节下面垫上薄枕，按摩者用拇、食指点揉膝眼1分钟，以局部有酸胀感为佳。

功效主治：按摩此穴可活血通络、疏利关节。多用于治疗风湿性关节炎、膝关节肿胀疼痛等。

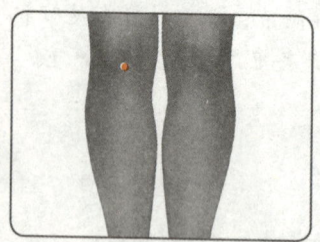
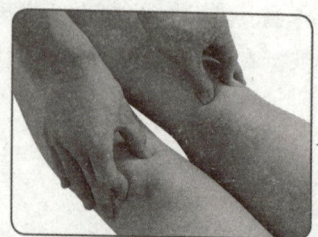

※ 按揉梁丘穴

位置：屈膝，在髌骨外上缘上2寸处。

按摩方法：取坐位，屈膝，用双手拇指指尖压迫约1分钟，再向外按揉2分钟。

功效主治：按摩此穴可理气和胃、通经活络。多用于治疗风湿性关节炎、髌骨软化症、膝关节病变等。

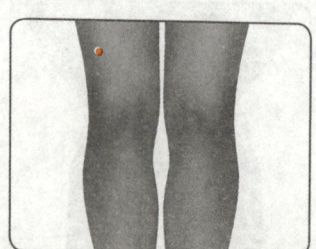
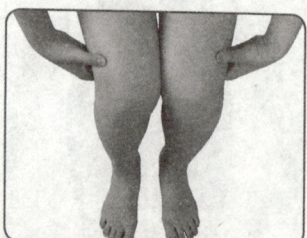

※ 按揉阳陵泉穴

位置：在小腿外侧腓骨小头前下方的凹陷中。

按摩方法：被按摩者取仰卧位或侧卧位，按摩者用大拇指顺时针按揉阳陵泉穴约2分钟，再逆时针按揉约2分钟。

功效主治：按摩此穴可疏肝利胆、强健腰膝。多用于治疗膝关节周围疼痛、膝关节肿胀、风湿性关节炎等。

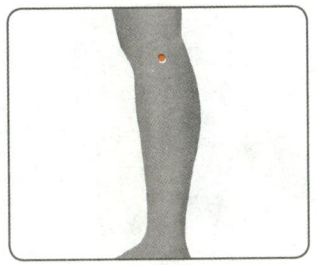 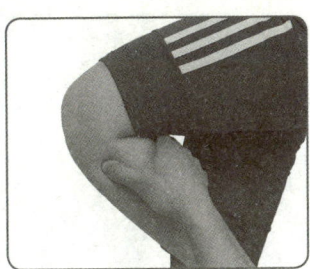

※ 按揉丘墟穴

位置：在外踝前下缘。

按摩方法：取蹲位，用中指按于丘墟穴（拇指附于内踝后），向外揉按2分钟，力度以能够忍受为度。

功效主治：按摩此穴可健脾利湿、舒筋活络。多用于治疗坐骨神经痛、膝关节痛、踝关节及周围软组织疾病。

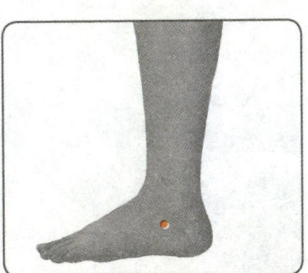 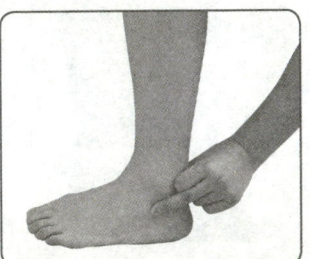

※ 点按足三里穴

位置：位于胫骨外侧，在膝盖下方约四横指宽处。

按摩方法：被按摩者取仰卧位，按摩者用拇指顺时针按揉该穴位2分钟，然后逆时针按揉2分钟，以局部酸胀为佳。

功效主治：按摩此穴可扶正培元、通经活络。经常按摩此穴可改善膝关节内的炎症，恢复关节的正常功能。

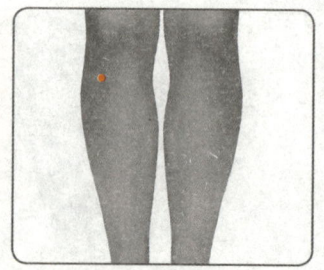 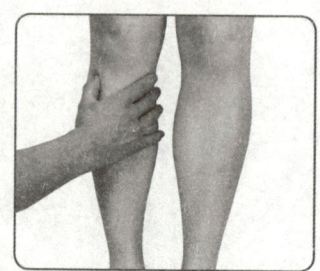

※ 推按昆仑穴

位置：在外踝正后方，外踝尖与跟腱之间凹陷处。

按摩方法：按摩者用手握住被按摩者踝部，用拇指指腹自上而下推按昆仑穴2分钟，以局部有酸胀感为佳。

功效主治：按摩此穴具有安神清热、舒筋活络的作用。可治疗风湿性膝关节炎、踝关节扭伤、坐骨神经痛等。

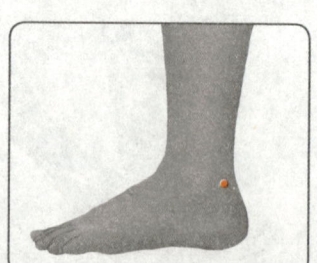 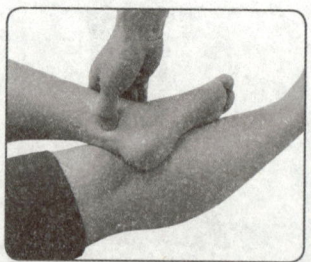

足底反射区按摩

步骤01：食指扣拳法依次顶压垂体（图01-1）、肾（图01-2）、肝（图01-3）、膀胱（图01-4）、甲状旁腺（图01-5）、肾上腺（图01-6）反射区各50次，按摩力度以局部胀痛为宜。

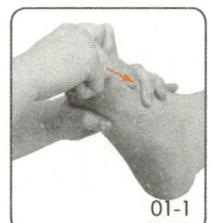
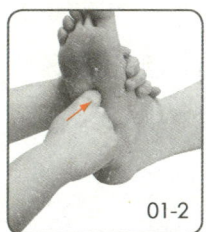
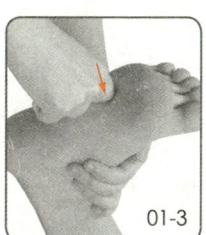

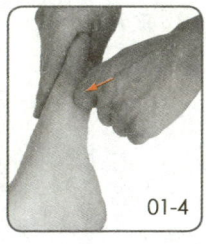
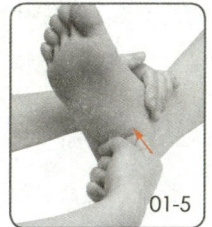
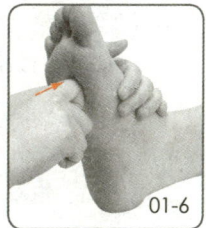

步骤02：拇指指腹推压法推按输尿管反射区50次。

步骤03：拇指指腹推压法推按肺反射区50次。

步骤04：食指扣拳法顶压下身淋巴结反射区50次。

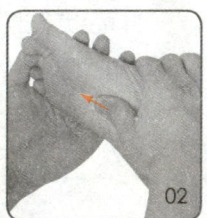
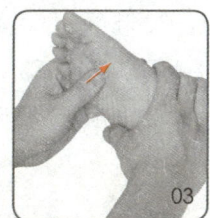
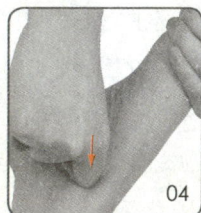

其他按摩方法

※ 拧捏大腿

由膝部开始向大腿根部，用双手像拧毛巾一样进行揉捏，揉捏约5分钟。

※ 按压大腿正面

用双手的拇指按压大腿的正面，可从膝部开始一直按压至大腿根部，按压约5分钟。

日常调理指南

风湿性关节炎活动期可参照本病按摩治疗，能缩短药物使用的时间，减少药物的剂量，还能补充药物治本的不足。

注意休息，劳逸结合，避免过重体力活动。

中药外用方

生川乌、生草乌、苍术、乳香、没药、赤芍各15克，细辛、桑寄生各10克，皂角刺20克。行痹加防风、羌活、独活；痛痹加麻黄、附子；着痹加当归、川芎、木通。水煎，药温35~40℃，熏蒸及按摩患处，每次30~60分钟。

取苍术、桑叶、松叶、艾叶各适量，煎汤洗患处，可用于类风湿性关节炎；取马钱子、乳香、甘草各9克，麻黄2克，透骨草30克，细辛10克，将以上药物研粉，装瓶备用。临用时将药粉用香油调成糊状，敷于患处，然后用纱布或塑料布等物覆盖，以纱布固定。

类风湿关节炎

类风湿关节炎是一种以关节滑膜炎为特征的自身免疫性疾病。滑膜炎反复发作，可导致关节内软骨和骨的破坏，导致关节功能障碍，甚至残废。血管炎病变累及全身各个器官，故本病又称为"类风湿病"。发病人群以青壮年为多，初发时起病缓慢，患者多先有几周到几个月的疲倦乏力、体重减轻、胃纳不佳、低热和手足麻木刺痛等前期症状，随后发生关节疼痛、僵硬和畸形，并有骨和骨骼肌萎缩。

特效穴位按摩

※ 按揉环跳穴

位置：侧卧屈股，当股骨大转子最高点与骶管裂孔连线间的外1/3与中1/3的交点处。

按摩方法：取侧卧位，将同侧中指按于环跳穴，用力按揉20~30次。局部可感到酸胀或电麻感向下肢放射。

功效主治：经常按摩此穴可祛风化湿，强健腰膝。能够改善坐骨神经痛、下肢瘫痪、下肢麻痹、腰腿痛、髋关节及周围软组织疾病等。

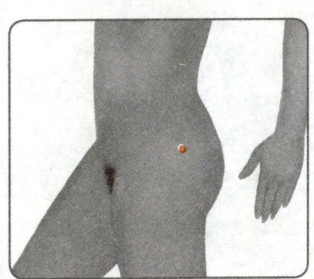
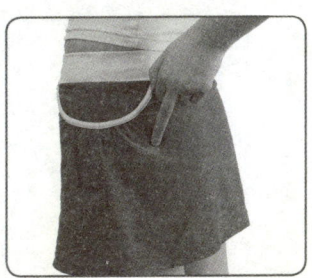

※ 按揉肩井穴

位置：后颈根部第七颈椎与肩峰之间的中点。

按摩方法：被按摩者取坐位，按摩者用双手拇指按压肩井穴约1分钟，然后按揉约2分钟，以局部感到酸胀为佳。

功效主治：此穴可养阴清热，益气活血。能够改善颈椎病、头项强痛、颈椎活动受限、斜颈、类风湿性肩关节炎等。

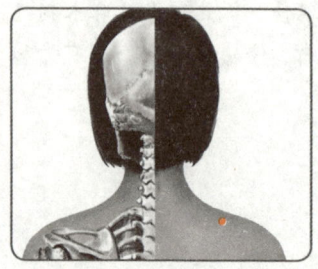
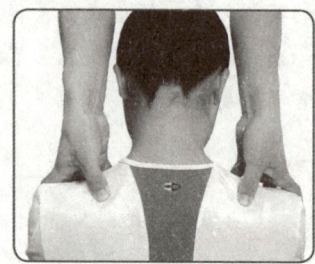

※ 按揉曲池穴

位置：在肘横纹的外侧头与肱骨外上踝连线中点处。

按摩方法：取坐位，用左手拇指顺时针按揉右手臂曲池穴2分钟，然后逆时针按揉2分钟，以局部酸胀为佳。

功效主治：经常按摩此穴可活血通络，清热泻火。能够改善颈椎疼痛、上肢过电样疼痛、类风湿性肘关节炎等。

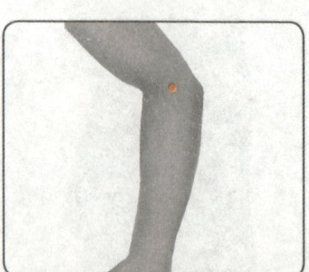
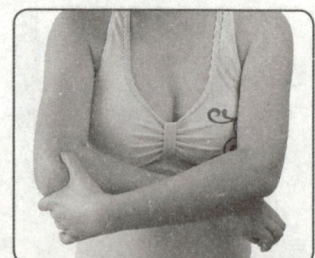

※ 点揉阳溪穴

位置：拇指向上翘起时，腕关节背侧横纹上两根紧张的肌腱之间凹陷处。

按摩方法：取坐位，用右手拇指点按左手阳溪穴0.5分钟，顺时针揉约1分钟，然后逆时针揉约1分钟。

功效主治：经常按摩此穴能改善类风湿关节炎等。

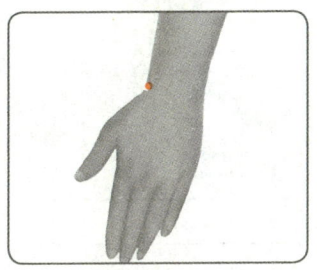
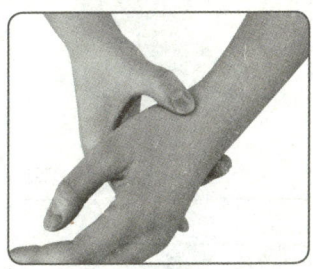

※ 按揉居髎穴

位置：当髂前上棘与股骨大转子最凸点连线的中点处。

按摩方法：取坐位，用大拇指指峰用力深推居髎穴，指力逐步加重，渐渐深透，持续2～3分钟。

功效主治：经常按摩此穴可舒筋活络，益肾强健。能够改善腰腿痹痛、髋关节及周围软组织疾患。

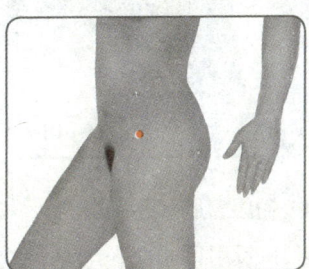
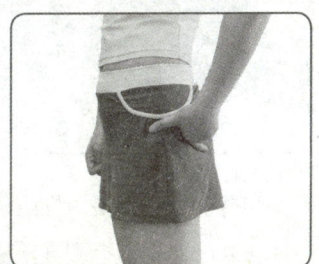

足底反射区按摩

步骤01：食指扣拳法依次顶压垂体（图01-1）、肾（图01-2）、肝（图01-3）、肾上腺（图01-4）、膀胱（图01-5）、甲状旁腺（图01-6）反射区各50次，按摩力度以局部胀痛为宜。

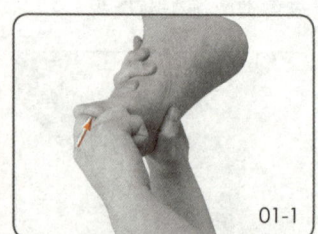

01-1

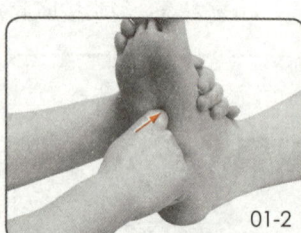

01-2

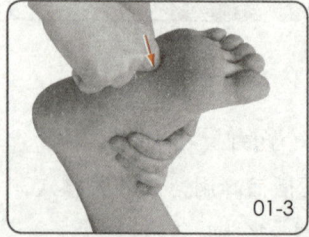

01-3

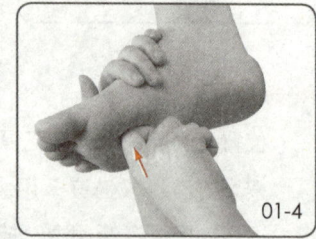

01-4

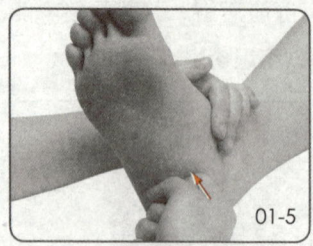

01-5

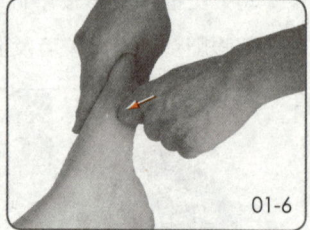

01-6

步骤02：拇指指腹推压法推按输尿管反射区50次。

步骤03：拇指指腹推压法推按肺反射区50次。

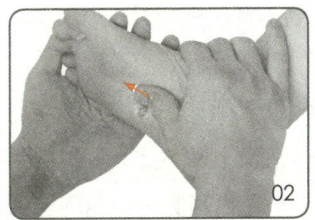
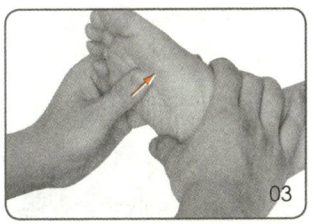

步骤04：食指扣拳法依次顶压头颈淋巴结（图04-1）、胸部淋巴结（图04-2）、下身淋巴结（图04-3）反射区各50次，以局部胀痛为宜。

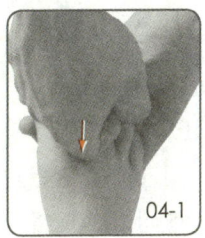
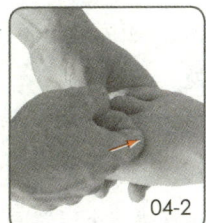
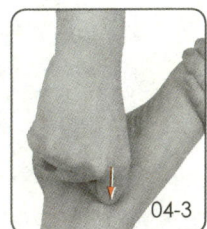

❀ 其他按摩方法

1.被按摩者取仰卧位，两手臂自然伸直置于身体两旁。按摩者可先在右侧用揉法从手掌背面向上沿腕背、前臂至肘关节按揉，往返3～5遍，然后患者翻掌再以揉法施治，并配合肘、腕、掌指关节的被动运动；然后在肘、腕部按揉1～2分钟并配合肘关节的伸屈和腕关节的摇动；然后以捻法，捻每一手指关节与掌指关节并配合小关节的摇动，最后再摇肩关节，搓上肢3～5次。左右相同。

2.被按摩者取俯卧位，按摩者先用揉法施于臀部再向下沿大腿后侧、小腿后侧，直至跟腱，往返2～3次。

3.被按摩者取仰俯位,按摩者用揉法施于大腿前部及内外侧,再沿膝关节向下到小腿前外侧、足背,直至趾关节。同时配合踝关节屈伸及内、外翻的被动运动。

4.两手拇、食、中指横压在尾骶骨长强穴上,同时两手的大拇指将皮肤轻轻捏起,两手交替沿督脉循行线向前推进,每捏捻三下,上提一下,随捏随推,向上抵至大椎穴为止,反复施术3~5遍。

日常调理指南

经常参加体育锻炼,如练气功、打太极拳、做广播体操、散步等,大有好处。

要防止受寒、淋雨和受潮,关节处要注意保暖,不穿湿衣、湿鞋、湿袜等。夏季暑热,不要贪凉,不要喝冷饮等。秋季气候干燥,但秋风送爽,天气转凉,要防止风寒侵袭。冬季寒风刺骨,保暖是很重要的。

饮食有节、起居有常、劳逸结合是强身的主要措施。

避免在潮湿处睡卧,不要汗出当风,不要在出汗后立即洗凉水浴或洗脚,以防风、湿、寒三邪气对膝关节造成侵害,导致关节疼痛。

可适量吃些蛋、鱼、虾、豆制品、土豆、牛肉、鸡肉等富含组氨酸、精氨酸、核酸和胶原的食物。

要少吃肥肉、高动物脂肪和高胆固醇食物;少吃甜食,少喝酒、咖啡、茶等;避免被动吸烟,否则会加剧关节炎恶化。

痛风性关节炎

痛风性关节炎是由于尿酸盐沉积在关节囊、滑囊、软骨、骨质和其他组织中引起病损及炎性反应，多有遗传因素和家族因素，好发于40岁以上的男性。多见于大脚趾的跖趾关节，也可发生于其他较大关节，尤其是踝部与足部关节。主要表现为关节的剧痛，常常为单侧性突然发生。关节周围组织有明显肿胀、发热、发红和压痛。做血尿酸检查可以确诊。

特效穴位按摩

※ 按揉肩髎穴

位置：位于臂外侧，三角肌上，臂外展，或向前平伸时，在肩峰后下方凹陷处。

按摩方法：按摩者用拇指指腹按揉被按摩者的肩髎穴约2分钟，每日2次。

功效主治：经常按摩此穴可舒经通络，活血镇痛，疏散风热。能够改善肩部肿胀、肌肉萎缩、痛风性肩关节炎、肩袖钙化、肩关节脱位、肩关节损伤、冈上肌综合征、肩部酸胀疼痛等。

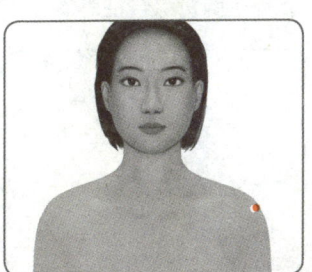
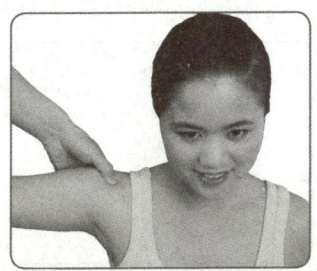

※ 按揉手三里穴

位置：肘横纹外侧端，曲池下2寸。

按摩方法：按摩者用右手托住被按摩者手臂，用左手大拇指顺时针方向按揉手三里穴约2分钟，然后逆时针方向按揉约2分钟，左右手交替，以局部酸胀为佳。

功效主治：经常按摩此穴可改善上肢瘫痪、痛风性肘关节炎、肩周炎、上肢神经痛、腰痛、网球肘等。

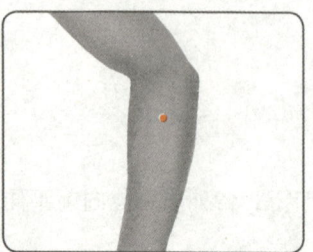
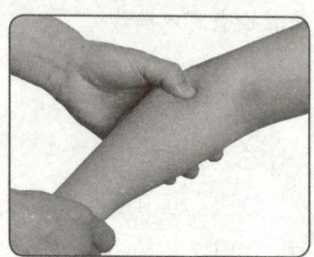

※ 按揉内关穴

位置：手臂的内侧中间，腕关节横纹上约三横指宽处。

按摩方法：用一手的拇指指尖按于另一手的内关穴，其食指或中指则按着外关穴，向内对按20～30次。

功效主治：经常按摩此穴可改善上肢关节炎、桡神经麻痹、腕关节扭伤、痛风性腕关节炎、腕管综合征等。

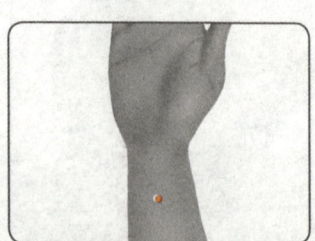
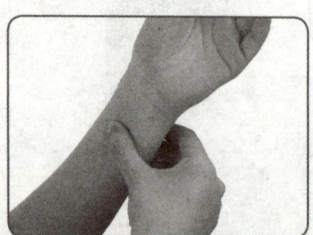

※ 按揉委中穴

位置：在股二头肌腱与半腱肌肌腱的中间。

按摩方法：按摩者用拇指点按委中穴10秒，然后放松3秒，反复进行5～8次，然后轻轻揉动委中穴约2分钟。

功效主治：经常按摩此穴可改善痛风性膝关节炎、下肢肿胀、缓解全身疲劳、膝关节周围疼痛等。

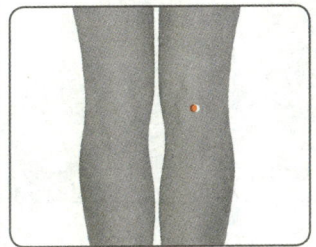
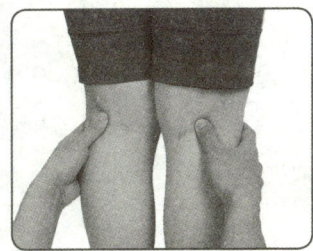

※ 点揉膝眼穴

位置：膝盖骨下方两侧的凹陷中，内侧称"内膝眼"，外侧称"外膝眼"，又叫"犊鼻"。

按摩方法：给被按摩者膝关节下面垫上薄枕，按摩者用拇、食指点揉膝眼1分钟，以局部有酸胀感为佳。

功效主治：经常按摩此穴可改善各种原因引起的膝关节病，如膝关节肿胀疼痛、痛风性膝关节炎等。

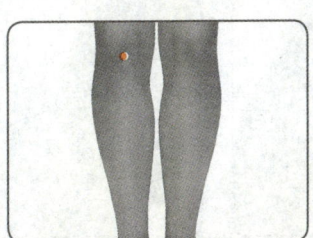
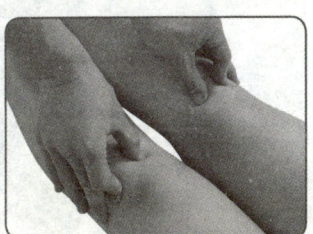

足底反射区按摩

步骤01：食指扣拳法顶压膝关节反射区30次。

步骤02：食指扣拳法顶压脾（图02-1）、小肠（图02-2）、颈部淋巴结（图02-3）、胸部淋巴结（图02-4）、下身淋巴结（图02-5）反射区各50次。

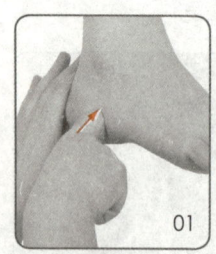
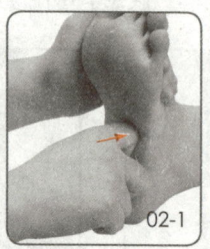
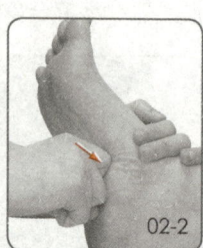
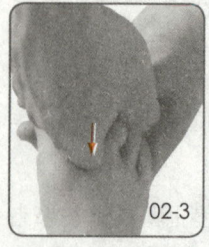
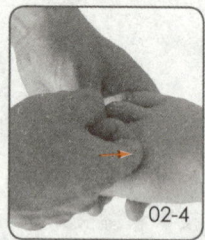
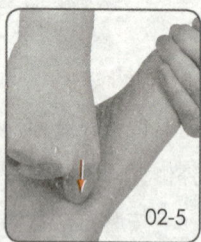

步骤03：食指扣拳法顶压颈椎（图03-1）、颈项（图03-2）、肩胛骨（图03-3）反射区各50次。

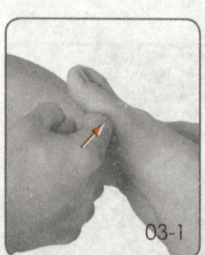
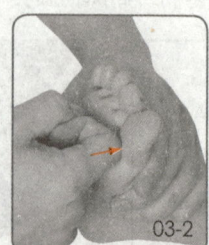
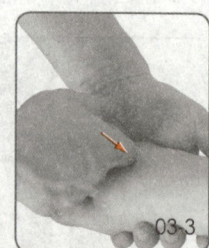

步骤04：食指（或食指中指）扣拳法顶压肩（图04-1）、斜方肌（图04-2）、肘（图04-3）、甲状旁腺（图04-4）反射区各50次。

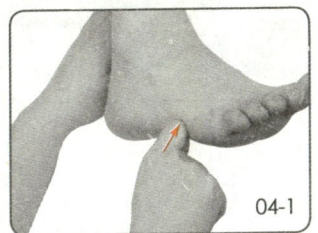
04-1

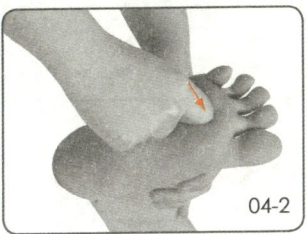
04-2

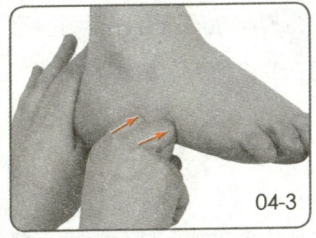
04-3

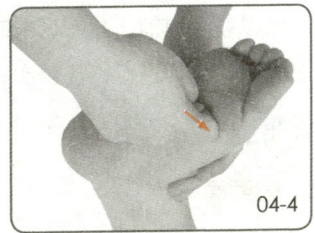
04-4

步骤05：向足跟方向依序用拇指指腹推压法推按胸椎（图05-1）、腰椎（图05-2）、骶椎反射区（图05-3）各50次。

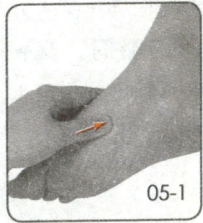
05-1

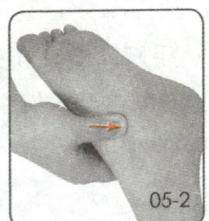
05-2

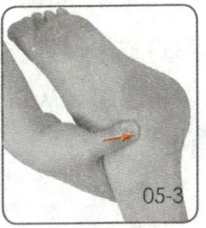
05-3

步骤06：拇指指腹推压法推按髋关节（图06-1）、坐骨神经（图06-2）反射区各50次。

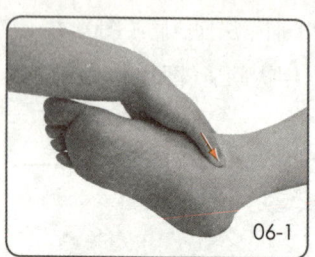
06-1

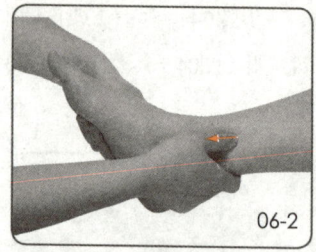
06-2

其他按摩方法

※ 抓肩肌

以右手拇指、食指、中指配合捏起左肩肌,左手则捏起右肩肌,交叉进行,各10次,有松肩去疲劳、缓解肩部关节疼痛的作用。

※ 捶两肩

左右手握空拳,在对侧上肢从肩到手腕捶打共20次。有通经活络、灵活关节、防止关节炎及手臂酸痛的作用。

※ 叩击腿部

双手五指自然并拢稍屈,掌心呈空拳状(微握拳),拇指抵于食指桡侧,手腕放松,在抖腕的瞬间,交替叩击腿部。从腘窝上方叩击至臀横纹处为1遍,反复做10～20遍。

※ 摩脚

洗脚后,双手搓热,轻揉搓相关部位或穴位,可全脚按摩,也可局部按摩,多按摩涌泉穴或太冲穴或太溪穴。

※ 顶十指

两手掌心相对，左右手指用力相顶共10次。有活动指关节，通利指关节的作用。

※ 甩双手

两臂自然下垂，向前向后甩动30~50次。有放松肩、臂、腕、指关节，通畅气血，增强手臂功能，通利双臂关节的作用。

按摩时的注意事项

痛风性关节炎急性发作时，局部勿施以按摩，否则会引起更剧烈的疼痛。

拍打时，切忌暴力（尤其背部的骨骼凸起部位），用力须均匀。

在指压穴位时，禁用力过猛而损伤皮肤。皮肤如有破损，应及时涂甲紫或碘酊等。下次治疗时，应尽量避开破损部位。

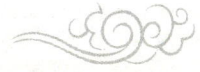

10分钟快速祛病
关节痛、颈肩痛、腰腿痛手到痛自消

文图提供

商虞　晓庄

视觉中国

封面设计

周正